Marion Heinrich

Gemeindeschwestern erzählen

Marion Heinrich

Gemeindeschwestern erzählen

neues leben

Inhaltsverzeichnis

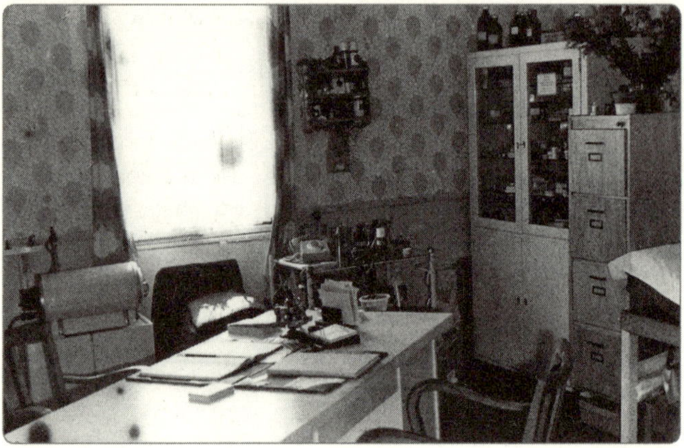

Eine typische Gemeindeschwesternstation in der DDR
Mitte der siebziger Jahre

Vorwort

Im kollektiven Gedächtnis der Ostdeutschen ist eine Figur der Fernsehgeschichte fest verankert: »Schwester Agnes«. Die Serie um die Erlebnisse einer Gemeindeschwester wurde in den siebziger Jahren zu einer der beliebtesten des DDR-Fernsehens überhaupt, und die resolute Schwester Agnes ist heute eine Ikone.

Im realen Leben hatte Schwester Agnes Tausende Entsprechungen und Vorbilder. In diesem Buch berichten zehn ehemalige Gemeindeschwestern unterschiedlichen Alters, unterschiedlicher Herkunft, Bildung und Religion in einer Rückschau von ihrer Arbeit, und sie schildern, warum sie diesen Beruf ergriffen haben. Die Mehrzahl der Frauen befindet sich heute im Ruhestand, die jüngeren unter ihnen übten auch nach der Wende ähnliche Tätigkeiten, jedoch mit gravierenden Veränderungen, aus.

Die ehemaligen Gemeindeschwestern lassen ihre Vergangenheit in Wort und Bild für sich und die Leser noch einmal Revue passieren. Jedes Porträt birgt bewegende, aber vor allem auch komische Momente; die Frauen erzählen von ihrer Arbeit, die für sie doch so viel mehr als ein Broterwerb war, und vom Alltag in der DDR zwischen Vertrauen und Verantwortung, Mangel und Reichtum, Improvisation und Anpassung. Alle Schwestern eint der Stolz auf ihre Lebensleistung, und jede von ihnen sagt: »Die Zeit als Gemeindeschwester war die schönste meines Lebens.«

Die Geschichten dieser Gemeindeschwestern sind amüsant und berührend; doch sie aufzuschreiben bedeutet mehr als das: nämlich Erfahrungswerte festzuhalten. Denn vom Konzept der Gemeindeschwester in der DDR könnte die aktuelle Gesundheits- und Pflegepolitik vieles lernen. Ende 1990 wurden rund 5500 Gemeindeschwesternstationen geschlossen, die Versorgung der Bevölkerung übernahmen ambulante Dienste und Sozialstationen. Den Sozialstationen gelang es aber nicht, das gesamte Spektrum der medizinischen Versorgung, Fürsorge, Beratung und Pflege, das die Gemeindeschwestern zuvor abgedeckt hatten, auszufüllen.

Im Zusammenhang mit der aktuellen gesundheitspolitischen Umstrukturierung hat das Berufsbild der Gemeindeschwester eine neue Bedeutung erfahren. Im ländlichen Raum – nahezu flächendeckend in Ostdeutschland, aber zum Teil auch im Westen – besteht schon lange ein Mangel an Ärzten. Es ist absehbar, dass die medizinische Versorgung in den nächsten Jahren schlechter werden wird, zumal die Zahl jener älteren Menschen in Deutschland größer wird, die mit den immer weiter steigenden Erfordernissen an Kosten und Mobilität nicht mehr mithalten können. Alte und kranke Menschen auf dem Land haben oft keine Möglichkeit, bis zum nächsten Arzt zu fahren. Hausbesuche des Arztes beim Patienten bedeuten andererseits für den Mediziner einen erheblichen Zeitaufwand. In dieser Zeit kann er andere Kranke nicht versorgen. Die Folgen dieser Entwicklung sind unübersehbar: Es entstehen immer größere Versorgungslücken, die mit dem derzeit zur Verfügung stehenden Instrumentarium nicht geschlossen werden können.

Um allen Menschen in Deutschland die gleichen Chancen auf medizinische Betreuung zu bieten, müssen wir unser Gesundheitssystem weiterentwickeln. Der solidarische Gedanke in der Gesundheitsförderung und Prävention muss eine zentrale Bedeutung erhalten, damit die Menschen gesünder werden und gesund bleiben. Gesundheit darf nicht zur Ware verkommen und die medizinische Versorgung in Deutschland nicht immer mehr vom Geldbeutel des Einzelnen abhängen. Deshalb setze ich mich seit langem für die Wiederbelebung des Gemeindeschwestern-Modells unter den neuen gesellschaftlichen Bedingungen ein. Modellversuche hat es in verschiedenen Bundesländern bereits gegeben. Sie verweisen ausdrücklich auf das Berufsbild der Gemeindeschwester, das hier als Vorbild diente. Die Erfahrungen der ehemaligen Gemeindeschwestern in der DDR sind von unschätzbarem Wert. Es lohnt sich, sie aufzuschreiben und zu bewahren, um sie wieder nutzbar für das Allgemeinwohl, für uns alle, zu machen.

Ich wünsche Ihnen, liebe Leserinnen und Leser, viel Vergnügen beim Lesen und hoffe, dass dieses Buch einen weiteren Anstoß für die politische Diskussion zu diesem wichtigen Thema gibt.

Gesine Lötzsch

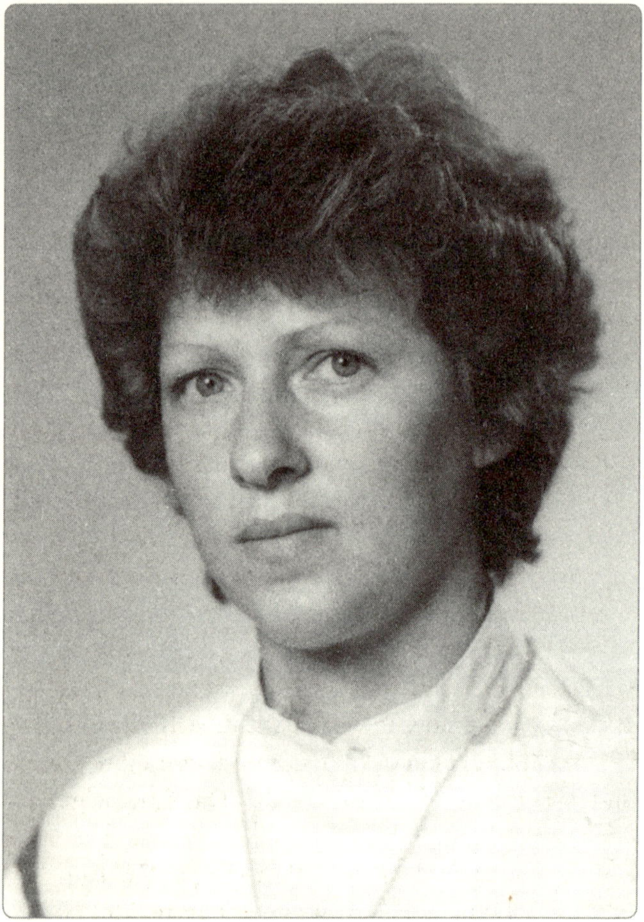

»Das ganze Dorf will Sie!«

Schwester Regina Müller aus Bermsgrün (Sachsen)

Samstag, 4. November 1978, es ist kurz vor Mitternacht. Das Telefon klingelt bei Regina Müller. Gerade will sie schlafen gehen. Erst vier Tage zuvor hatte sie ihren Dienst als Gemeindeschwester in Bermsgrün, nahe Schwarzenberg, angetreten. Schwarzenberg? Richtig, das liegt im Erzgebirge. Bekannt geworden durch das einzige Werk, in dem Waschmaschinen für die DDR produziert wurden. Jeder wusch im Osten mit der WM 66 und später mit Halb- und Vollautomaten aus Schwarzenberg.

Der Anrufer ist hartnäckig, lässt es weiterklingeln. Regina Müller meldet sich. Vom anderen Ende der Leitung dröhnt ein Gemisch aus fast unverständlichen Wortfetzen und Tanzmusik zu ihr herüber. Sie kann kaum etwas verstehen. »Eine Schlägerei? … Wo? … Im Kulturhaus? Ich komme.« Regina Müller, die frischgebackene Gemeindeschwester, streift sich Hose, Pullover und Mantel über das Nachthemd, greift ihre Tasche und stiefelt los zum ersten Einsatz. Das fängt ja gut an, denkt sie, und mulmig ist ihr.

Als sie ankommt, ist die Stimmung aufgeheizt. Unbequeme Klappstühle, blankgescheuerte Holztische, nahe an der Bühne aufgestellt; ein alter Kanonenofen und jede Menge Alkohol heizen tüchtig ein. Cola mit Wodka hebt die Laune. Eine Band spielt Live-Musik.

Der Saal kocht, das Publikum tobt und singt mit. Oberkörper bewegen sich hin und her, wie in Trance. Regina versucht die Lage zu sondieren. Ein junger Mann mit langen Haaren liegt schwer angeschlagen auf dem Boden, stark blutend, mit einem Veilchen am Auge. Die Gemeindeschwester drängelt sich furchtlos durch die jungen Leute, rempelt dabei den einen oder anderen an. Die Jugendlichen geben den Weg frei. Regina hockt sich zum Verletzten und versorgt die Platzwunde am Kopf. Mit geübten Handgriffen holt sie die Sepso-Desinfektionslösung aus der Tasche und tupft die Wunde ab. Der Patient stöhnt auf, verzieht das Gesicht vor Schmerzen, als die Schwester drei Pflaster auf die Wunde klebt.

Sie muss nicht viel fragen, weshalb es die Prügelei gegeben hat. Regina »sieht« es, ohne den Blick vom Patienten zu nehmen. Der Tanzsaal teilt sich in zwei Lager, die durch eine unsichtbare, dafür deutlich spürbare Mauer getrennt werden. Zwei Jungs streiten um ein Mädchen. Jeder der beiden will Platzhirsch sein – zumindest für diesen Abend. Die Angebetete im Minirock geizt nicht mit ihren Reizen, facht eifrig Sehnsüchte an. Im Dorf wird derlei Rivalität mit Fäusten ausgetragen. Auge um Auge, Zahn um Zahn. Da braucht man keinen Abschnittsbevollmächtigten der Volkspolizei. So etwas können Männer unter sich klären, nur für die Wunden sind Frauen zuständig. Aber nicht nur: »Jetzt ist Ruhe«, sagt Schwester Regina entschieden, und die Menge zerstreut sich murrend.

Regina hat die Feuertaufe als Gemeindeschwester bestanden. Bürgermeister Eberhard Schramm hatte recht behalten. Wenige Wochen zuvor hatte er »Schwester Regina«, wie sie jeder in Bermsgrün nannte, überredet, die vakante Stelle der Gemeindeschwester im Ort zu übernehmen. Sein Gespür für Menschen und die Mühe, die er sich gemacht hatte, um sie für die Gemeindearbeit zu begeistern, zahlten sich auch diesmal aus.

»Wer kann schon widerstehen, wenn dir einer sagt: ›Das ganze Dorf kennt Sie, und das ganze Dorf will Sie.‹« Regina hatte keine guten Karten gegen sein Werben, aber immer noch Bedenken: »Ich bin Kinderkrankenschwester, ich bin doch keine Krankenschwester der großen Krankenpflege. Aber jeder sagte mir: ›Sie können das schon.‹« Sie hatte Angst, den Anforderungen, die sie erwarteten, nicht zu genügen. Immer wollte sie perfekt sein, in allem. Das war ihr so anerzogen worden.

Regina wägt Vor- und Nachteile ab. Soll sie es wagen oder lieber doch nicht. Da war Marcus, ihr sechsjähriger Sohn, der nun bald in die Schule kommen würde. Für den könnte sie nachmittags zwischen den Hausbesuchen da sein. Wenn sie abends zu einem Einsatz müsste, könnten ihr Mann Wolfgang oder ihre Eltern auf den Sohn aufpassen. Wolfgang arbeitete als Werkzeugmacher im Drei-Schicht-System bei der Wismut, und er war dabei, mit Regina ein Eigenheim zu bauen. Das Haus lag nur einen Steinwurf von der Gemeindeschwesternstation entfernt. Da konnte es von Vorteil sein, mal tagsüber im Haus, das zum Teil noch Baustelle war, nach dem Rechten zu sehen, Handwerker zu beaufsichtigen, Baumaterial zu organisieren oder einfach nur zwischendurch mal irgendetwas im Haushalt erledigen zu können.

Aber war es das wert? Regina brauchte ihr Arbeitskollektiv genauso wie ihre Familie. Sie mochte die Arbeit als Stationsschwester im Kinderkrankenhaus von Erlabrunn, und sie brauchte die Anerkennung, die sie dort bekam. Diese Arbeit sollte sie nun aufgeben? Außerdem liebt Regina Kinder über alles. Etwas anderes als Kinderkrankenschwester war beruflich für sie nie infrage gekommen.

Dazu kam: Das Krankenhaus in Erlabrunn, mit seinen verschiedenen Fachkliniken gehörte zur Wismut. Es war hochmodern ausgerüstet. Medikamente, medizinische Geräte, eine eigene Wäscherei, es fehlte an nichts. Wismutkumpel, die für den Uranabbau Gesundheit und Leben riskierten, sollten dort optimal versorgt werden. Gefahren, die unter Tage auf die Kumpel lauerten, wurden aus Unwissenheit, aber auch aus politischem Kalkül unterschlagen. Auch deshalb gab es Extrarationen Obst, Ferienplätze, sogar Autos und Wohnraum. In betriebseigenen Läden, dem Wismuthandel, konnten die Arbeiter alles kaufen, wofür der Rest der Republik Schlange stehen musste. Die Wismut war ein Staat im Staate. Wer dort arbeitete, hatte materielle Vorteile und genoss hohes Ansehen. Auf diese Vergünstigungen musste Regina nun verzichten, würde sie sich entscheiden, Gemeindeschwester zu werden.

Doch sie wusste: Noch mehr würden ihr die Kolleginnen und die Arbeitsatmosphäre fehlen.

»Die Kinderklinik war etwas Besonderes«, sagt sie, »wir waren ein eigenes Völkchen.« Mitbestimmen zu können, wie die Arbeit besser organisiert werden kann, geistig gefordert zu werden, Neuerer-Vorschläge einzubringen, das zählte für Regina. Ihre Meinung als Stationsschwester galt etwas beim Leiter der Kinderklinik. Er kannte ihre Stärken, und obwohl er sie gerne behalten hätte, riet er ihr, die Stelle anzunehmen. Aber würde ihr als Gemeindeschwester von den Bermsgrünern die gleiche Achtung entgegengebracht werden, wie sie sie in der Klinik erfuhr? Diese Frage ging Regina nicht mehr aus dem Kopf. Sie überlegte hin und her: Sollte sie oder sollte sie nicht? Angst vor Konsequenzen? Nein, eigentlich hat sie die nicht. Also, worauf noch warten! Sie sprang buchstäblich ins kalte Wasser; sie wusste, als Gemeindeschwester war sie von jetzt an auf sich allein gestellt.

Eine Gesellschaftsordnung später geht Regina Müller oft nachts durch die Straßen von Bermsgrün. Immer dann, wenn sie nicht schlafen kann oder abschalten will. Die Häuser ringsherum sind alle schmuck geworden, saniert, die Gärten sind gepflegt. Bermsgrüner waren schon immer fleißige Leute mit anscheinend angeborenem Organisationstalent. Ein Haus in der Straße des Friedens 10 sieht jedoch immer noch so aus wie früher: die alte Gemeindeschwesternstation mit Kindergarten und Krippe gleich hinten dran – alles in einem Gebäude. Wie praktisch! Regina bleibt vor ihrem Lebenswerk stehen, das nun verschlossen im Dunkeln sein Dasein fristet. Sie habe damals richtig entschieden, sagt sie in dieser kalten Nacht im Herbst 2008. Es sei die Entscheidung ihres Lebens gewesen.

»Als ich die Gemeindeschwesternstation damals übernahm, war sie ziemlich runtergekommen. Das muss ich leider so sagen. Die alte Schwester hatte zwar das Nötigste gemacht, aber sie hat nicht mehr so großen Wert auf fortschrittliche Dinge gelegt. Das fing bei der Heizung und den Steckdosen an und ging bis zu medizinischen Geräten.«

Regina räumte die alten Arzneischränke aus und schaffte sich einen neuen Bestand an Medikamenten an. Sie organisierte Handwerker aus dem Ort, die die »marode Bude« zu einer gut ausgerüsteten kleinen Station umbauten. Heizung, Elektroleitungen, ein Bad, in dem die Patienten auch Heilbäder nehmen konnten. Alle Wünsche wurden nach den Plänen der rührigen Schwester umgesetzt. Ein Dienstfahrzeug, eine blaue Schwalbe, gab es dazu. Das war nicht unbedingt selbstverständlich. Andere Gemeindeschwestern mussten wesentlich länger auf diese Grundausstattung warten. In Bermsgrün war der Gemeinderat dank guter Beziehungen zur Wismut finanziell besser gestellt. Reginas persönlicher Einsatz kam hinzu. Sie kämpfte, wenn es um das Wohl ihrer Patienten ging.

»Ein Telefon mit Doppelanschluss und acht Meter langer Schnur bekam ich sofort, so dass ich den Apparat umstecken, mit in den Garten oder auf die Terrasse nehmen konnte. Für mich war es selbstverständlich, immer Tag und Nacht erreichbar sein zu müssen. Das war halt so. Das hat mir niemand gesagt, ich habe gemacht, was ich für richtig hielt.«

Sie konnte stur sein, wie die Schwester Agnes aus dem Fernsehen. Ja, die Serie habe sie teilweise gesehen, jedenfalls dann, wenn sie nicht abends noch weg musste. Sie sei Mitglied im Gemeinderat gewesen, in jede Gemeinderatsversammlung gerannt und wollte immer gleich mit dem Kopf durch die Wand. Rausgeflogen sei sie, nie und bekommen habe sie immer, was sie brauchte, nicht nur für sich, sondern vor allem für andere. Eine wie Regina gibt nie auf. Nie käme sie auf den Gedanken, ein Problem ungelöst liegen zu lassen. Sie kann anderen auf die Nerven gehen, wenn sie etwas erreichen will. Wenn es sein muss wochenlang.

»Einen Telefonanschluss unten in der Hansenmühle und einen im Jägerhaus. Und wenn da nicht Schnee geräumt war, mein lieber Mann. Ich musste da ja überall hin. Das Jägerhaus war draußen im Wald, wo bloß fünf Häuser standen. Ist doch klar, ich hatte dort auch Patienten. Hansenmühle ist am anderen Ende des Dorfes, sehr abgelegen. Also, ehe ich von dort ein Signal bekam, konnte es mit dem Kranken schon zu Ende sein.«

Regina spricht viel und kommt schnell auf den Punkt. Die Gemeindeschwester galt etwas im Dorf. Manchmal habe es auch eine Machtprobe zwischen ihr und der Partei gegeben. Die gewann sie meistens, obwohl die SED in Bermsgrün sehr mächtige Leute hatte. Der Ort war als »Klein-Moskau« bekannt, weil viele Genossen von hier große Funktionäre in der Regierung in Berlin geworden waren. »Schlecht waren die alle nicht«, sagt Regina, »die wussten, was die Leute brauchten … wenigstens in jedem Ortsteil ein Telefon, das gehört doch zur Lebensqualität.«

Bei ihr vermischt sich der Sprachgebrauch der alten mit dem der neuen Zeit. Den Ausdruck »Lebensqualität« hätte sie früher sicherlich nicht benutzt, aber gewusst, was damit gemeint ist: sich um andere sorgen. Das steckt in ihr drin, und das hat sie auch nicht verlernt, als über den Osten das Zeitalter der Ellenbogengesellschaft hereinbrach. Als ihre Lebensleistung auf einmal keinen Wert mehr hatte.

Regina dreht sich um und läuft die steile «Straße des Friedens» hinauf. Manchmal bleibt sie wehmütig vor einem Haus stehen. Sie könnte Geschichten über die Leute erzählen, die hinter den Fenstern schon schlafen. Eigentlich habe sie vor, mal ein Buch zu schreiben über ihre Zeit als Gemeindeschwester. Immer wieder habe sie dieses Vorhaben aufgeschoben, der Zeit wegen. Nein: aus Mangel an Zeit. Es sei gut, dass jemand mal aufschreibt, was sie geleistet habe, sagt sie kurz und steigt entschlossen die Treppe zu ihrem Haus hinauf.

»Mein erster Patient – nach der Schlägerei – war der Wagner Kurt, ein Rheumapatient, der schon etliche Jahre bettlägerig war. Der hatte schon ganz steife Gelenke. Er wohnte hier mit seiner alten, bescheidenen Frau zusammen in einem Zimmer. Das war eine Wohnküche. Da stand sein Bett drin, in der Mitte der Esstisch, daneben der Ofen, und gegenüber war eine kleine Schlafkammer. In dem einen Zimmer spielte sich alles ab. Das Bett war tief und ausgelegen, wie die Betten nach langer Benutzung eben so waren. Der Kurt hat stark geraucht, auch im Bett, und gerne mal ein Schnäpschen getrunken. Er war verbittert durch seine Bettlägerigkeit und hat seine Frau tyrannisiert. Bei dem musste eine Frau parieren. Das versuchte er auch mit mir. Das Spiel hat er aber nicht lange mit mir gespielt.

Als Allererstes habe ich die Gummiunterlage unterm Bettlaken hervorgezogen. Das haben wir ja in der Kinderklinik gar nicht gekannt, wir waren absolute ›Gummi-Hasser‹. Dekubitus, Wundliegen, ist beim Säugling genauso schlimm wie beim alten Menschen. Ich wollte ohne Gummis pflegen.«

Die Konsequenz daraus war: Schwester Regina brauchte Windeln, und es türmten sich Berge von schmutziger Wäsche. Aber Windeln gab es nicht in ausreichender Menge, und zudem wusch sie die Wäsche für die Schwesternstation noch selbst. Dann kam ihr eine Idee.

In Erlabrunn gab es im Krankenhaus eine große Wäscherei. Dort wurde nicht nur die Krankenhauswäsche gewaschen, sondern auch die Windeln aller umliegenden Kinderkrippen im Kreis. Täglich versorgten »Windelfahrer« alle Krippen mit frischen Windeln. Die Route kannte Regina gut. »Die mussten jeden Tag über Bermsgrün oder Schwarzenberg. Warum sollten sie nicht mal einen kleinen Umweg fahren? Da habe ich angerufen und gesagt, ich habe Bedarf, ich brauche gewaschene Windeln. Ich wollte das auch, um die Angehörigen meiner Patienten zu entlasten.«

Reginas Plan ging auf. Die schmutzige Wäsche wurde in speziellen Säcken gesammelt. Zweimal pro Woche kam das Windelauto. Der Fahrer stellte nachts den Sack mit sauberer Wäsche an die Gemeindeschwesternstation und nahm die schmutzige mit in die Wäscherei. Ob Sommer oder Winter, auf die Wäscherei und die Fahrer war Verlass, und niemand fragte danach, wer das bezahlte oder wie die Leistung verrechnet würde. Es funktionierte einfach. Für Regina war alles nur eine Frage der Organisation: »Geht nicht«, »Haben wir nicht« oder »Kriegen wir nicht« – diese Art, in der DDR bestehende oder vermeintliche Mängel zu verwalten, brachte die Gemeindeschwester in Rage. Für sie gab es keine unlösbaren Probleme. Man musste nur wollen.

Während im ganzen Land die Schwestern täglich noch das Spritzenbesteck einsammelten und in stationseigenen

Sterilisatoren keimfrei kochten, wusste Regina, wie sie an Einwegspritzen herankam.

»Die Spritzen habe ich mir über eine Krankenschwester, die in Bad Düben bei der Armee arbeitete, organisiert. Sie kam jedes Jahr mit ihrem Mann, einem Politoffizier, und verbrachte bei meinen Eltern den Urlaub. Meine Eltern hatten in ihrem großen Bauernhaus ein Geschoss ausgebaut und vermieteten es im Sommer. Irgendwann kamen wir ins Gespräch, zwei Schwestern unter sich. Na ja, die Armee hatte so begehrte Sachen wie Einwegspritzen und später auch die Wegwerfkanülen. Die wiederum hatten ein bestimmtes Verfallsdatum. Ehe das abgelaufen war und die Spritzen vernichtet werden mussten, brachte sie mir welche mit.« Ihr System, der begehrte Urlaubsplatz gegen Einwegspritzen, funktionierte, und es kam den Patienten zugute.

Reginas Mutter – eine streng katholische Frau – feierte im Sommer 1987 ihren sechzigsten Geburtstag. Zu diesem Fest hatte sie drei betagte und pflegebedürftige Cousinen eingeladen, die in einem katholischen Stift in Tammenheim lebten. Keiner wusste, ob sie tatsächlich kommen würden, denn sie hatten weder zu- noch abgesagt. Regina hatte sich extra für diesen Tag freigenommen, um die Gäste ihrer Mutter zu bewirten. Streuselkuchen, Buttercremetorte, Schlagsahne, Salate, Braten hatte sie tagelang selbst zubereitet. Die feine Tafel bog sich unter all den Köstlichkeiten. Nichts sollte dem Zufall überlassen sein. Alles war von Regina perfekt vorbereitet worden. Doch morgens um halb zehn, sie war noch gar nicht richtig bei ihrer Mutter angekommen, klingelte deren Telefon – ein Notfall. Die Riedel Fanny war vorm Konsum gestürzt und hatte sich die Nase aufgeschlagen. Das ganze Gesicht grün und blau. Von Gesicht konnte eigentlich keine Rede mehr sein: Der Abstand zwischen Augen, Nase und Mund war kaum noch erkennbar, alles war zugeschwollen.

»Die Fanny war mächtig dick, hatte nur die Kittelschürze drüber und lag, platt wie eine Flunder, mitten auf der Straße. Ich habe ihr schnell die Nase verarztet und bin wieder den Berg hoch zu meiner Mutter. Gegen Mittag kommt ein großer, weißer Wartburg Tourist, eine große Limousine wie im Film, vorgefahren. Vorne drin sitzen zwei katholische Nonnen in Tracht. Und hinten meine beiden Tanten. Die dritte, behinderte Tante hatten sie nicht mitgebracht. Das ging wohl nicht.

Die Gruppe stieg dann im Hof aus. Alles guckte und staunte nicht schlecht. Die Nonnen lachten; sie freuten sich, mal einen Ausflug ins Erzgebirge zu machen, wo sie noch nie gewesen waren. Sie hatten schon von mir gehört und waren gespannt darauf, mich kennenzulernen. Natürlich sind wir gleich ins Fachsimpeln geraten. Bei Erdbeerbowle und Buttercremetorte sprachen wir über Verbrennungen und schlecht heilende Wunden. Ich schwärmte von Gittertüll, das sei doch eine tolle Erfindung. Ideal für Schürf- und Brandwunden. Salbe drauf und schon heilt alles zu. Den Nonnen blieb der Mund offen stehen. Davon hatten die noch nie gehört, denn solch feine Sachen kannten sie nicht. Die katholische Kirche im Osten hatte ja auch kein Geld. Die hingen am Westtropf und wurden ziemlich kurz gehalten.« Fortan schickte Regina den himmlischen Schwestern von Thammenheim regelmäßig Rezepte auf den Namen anderer Patienten. Zugegeben, das war haarscharf am Rande der Legalität. Aber irgendwann einmal vergilt's ihr sicherlich der liebe Gott.

In der DDR musste man zu allen einen guten Draht haben, das hatte einen Anfang und nahm kein Ende. Da gab es zum Beispiel die Nomenklatur C, das waren bestimmte Medikamente die aus dem westlichen Ausland importiert wurden. Wachstumshormone bei Minderwuchs von Kindern, aber auch Verbandsmittel oder Wegwerfwindeln für die Altenpflege. Die pfiffige Dorfschwester hatte auch dorthin beste Beziehungen. Ihr Onkel war der Kreisapotheker von Karl-Marx-Stadt, und damit saß Regina an der »Quelle«. »Ein feiner Mann, ein Urchrist«, schwärmt Regina. Über ihn besorgte sie sich Pampers aus dem Westen für die bedürftigen Patienten aus Klein-Moskau. Diese »Mangelware« bekam von ihr jeder, der sie brauchte.

Reginas Organisationstalent brachte ihr Achtung, ja geradezu Bewunderung bei den Bermsgrünern ein. Die wussten: Ihre Gemeindeschwester war nicht bestechlich, schon gar nicht käuflich für Westwaren. Sie wurde von den Menschen für ihre Arbeit und ihre zupackende Art, mit der sie diese erledigte, geliebt.

Dabei war Regina nichts Menschliches fremd: mal einen über den Durst trinken – warum nicht? Im Neubertbau wohnte der alte Paul, der war verwitwet und schwer zuckerkrank. Zu ihm kam die Schwester regelmäßig zur Blutdruckkontrolle. Seine Tür stand immer schon offen, wenn sie eintraf, und er freute sich, wenn Regina sich auf sein altes durchgesessenes Sofa im Wohnzimmer fallen ließ. An der Lampe über dem Tisch hingen zwei klebrige Plastikstreifen, die im Sommer lästige Fliegen überlisteten sollten. Im Winter hing der Fliegentod noch immer dran. Die Winter im Erzgebirge waren lang und grimmig kalt. Es gab also immer einen Grund der frierenden Schwester ein Gläschen Pepsinwein anzubieten. Das sei kein Alkohol, das sei schließlich Medizin, begründete Paul seine Einladung.

Regina wusste, dass der Pepsinwein herhalten musste, um sie zum Bleiben zu bewegen. Zum Reden, um Pauls Zeit totzuschlagen. Zeit nahm sich Regina immer für ihre Patienten. Sie erzählte ihm, was im Dorf los war, den neuesten Tratsch und Klatsch, er hörte zu und schenkte fleißig weiter ein. So viel, dass die Schwester eines Abends nicht mehr auf ihre Schwalbe kam. Das Moped holte spät in der Nacht Reginas Mann Wolfgang ab.

Überhaupt der Wolfgang. Ohne ihn, sein Verständnis, hätte alles nicht funktioniert; weder die Familie noch die Arbeit und auch nicht der Hausbau. Nichts. Wolfgang war ihr erster Mann und er ist bis heute der einzige geblieben. Seit achtunddreißig Jahren sind sie ein Paar. Gehen zusammen durch dick und dünn, wie man so schön sagt, ziehen an einem Strang, ohne dass die Liebe auf der Strecke bleibt. Andere Paare um sie herum scheiterten an den Belastungen, daran, Familie, Beruf und Hausbau samt Materialbeschaffung unter einen Hut zu bekommen. Wolfgang und Regina, trotz ihres anstrengenden Alltags, nicht. Nachdem ihr Sohn Marcus geboren wurde, mussten sie lange auf ein zweites Kind warten. Erst 1982 kam Klemens zur Welt.

Irgendwie gelang es Regina immer, Kinder und Beruf zu vereinen. Der Große kümmerte sich rührend um den Kleinen, wenn Mutter und Vater am Nachmittag noch arbeiten mussten. Da er nur über die Straße laufen musste, kam Klemens allein vom Kindergarten nach Hause. Wenn seine Mutter noch zu tun hatte, bekam der Fünfjährige kleine Aufgaben in der Gemeindeschwesternstation, an denen er Spaß hatte. Er stempelte begeistert Rezepte und schnitt Zellstoff zurecht für Kompressen. Auf dem alten Drehstuhl fuhr er Karussell. Später, als die Jungs zur Schule gingen, nervte es sie allerdings, eine Mutter zu haben, die immer in der Öffentlichkeit stand. Jeder noch so kleine Unfug ihrer Kinder wurde der Gemeindeschwester von den Lehrern zugetragen. Nichts blieb im Verborgenen in Bermsgrün. So ist das eben auf dem Dorf.

Dabei trieben nicht nur Kinder ihren Schabernack. Auch »große Jungs« wie der Günter, Sohn vom Fleischermeister Illig, hatten Spaß daran, der Gemeindeschwester liebevoll eins auszuwischen. Deren himmelblauer Trabi musste mehrfach dran glauben, wenn Regina im Dienst war. Es gab früher eine Zeitschrift, die hieß »Die Gesundheit«, ein Ratgeber wie die Apothekenzeitung heute. Für die Doppelseite in der Mitte ließen sich die Redakteure immer etwas einfallen, Reklame der besonderen Art: Einmal rekelte sich ein Akt – natürlich weiblich – in einem Salatfeld. Den Männern, die sich sonst nie ein Medizinjournal ansahen, gefiel diese Ausgabe natürlich besonders. Dabei war das Foto weder anstößig noch sexistisch – im Gegenteil, den Nackedei zwischen Salatköpfen konnte man »künstlerisch wertvoll« nennen. Diese Doppelseite mit gesunder Erotik klebte Illigs Günter unbemerkt an die Beifahrertür von Schwester Reginas »Rennpappe«. Mit knallroter Farbe schrieb er in fetten Buchstaben darunter: »Hier kommt eine Salatschnecke.« Regina fuhr einen Tag lang bergauf und bergab zur Belustigung der Leute, ehe sie bemerkte, dass ihr Trabi »frisiert« worden war. Von wem, das wusste sie gleich, denn Günter nahm die Gemeindeschwester gern aufs Korn. Einmal hingen Blechbüchsen hinten an der Stoßstange, ein andermal, an einem Freitagnachmittag vor dem 1. Mai, prangte eine riesengroße rote Nelke an ihrem Auto. Günter hatte sich wieder einmal als Hobbymaler betätigt. Scheinheilig fragte er die Besitzerin des Trabis: »Ach sieh an, du fährst mit 'ner roten Mainelke spazieren?« Schwester Regina nahm es ihm nicht krumm. Sie mochte seinen Humor und konnte herzlich über diese Streiche lachen. Sie wusste: Wenn es ernst wurde und um Leben und Tod ging, war auf ihn ebenso Verlass wie auf die meisten Bermsgrüner.

Einmal, es muss im Frühsommer 1986 oder 1987 gewesen sein, Regina war gerade unterwegs zu Patienten, da bemerkte sie einen Segelflieger am Himmel. »Ich dachte schon beim Sportplatz, der sieht aber komisch aus, als wenn er nicht hochkam mit dem Flugzeug. Ich bin aber weitergefahren und dachte mir nichts dabei. Dann haben mich die Gemeindearbeiter gesucht. Einer fand mich und schrie ganz aufgeregt: ›Komm schnell, auf dem Erdbeerfeld oben ist ein Segelflieger abgestürzt. Der hat eine Bruchlandung gemacht!‹«

Der Pilot hatte sich in der Thermik versteuert und war im Tümpel gelandet. Ausgerechnet dort, wo Frauen gerade das Erdbeerfeld der LPG jäteten. Ihm selbst war nichts passiert, aber zwei Frauen wurden verletzt. Eine von ihnen hatte offensichtlich schwere Frakturen am Arm.

Regina wusste, sie musste sofort handeln. In solchen Situationen war die Gemeindeschwester zunächst auf sich allein gestellt, niemand konnte ihr die Verantwortung abnehmen.

»Ich bin schnell in die Schwesternstation gefahren, habe mir aufblasbare Schienen geholt und die Notversorgung auf dem Feld vorgenommen. Die Männer haben den Arzt und den Rettungswagen herangeholt. Das ging alles ziemlich fix. Trotzdem ist eine der beiden Frau später an ihren Verletzungen gestorben.«

Solche Erlebnisse waren nicht alltäglich, und im Dorf blühten die Gerüchte. Bermsgrün lag nahe an der Grenze zu Tschechien und nahe an Bayern. Vielleicht hatte es doch nicht an der Thermik gelegen, sondern war ein Versuch, in den Westen zu fliegen? Regina erfuhr auch nicht, was aus dem Piloten geworden ist.

Keiner konnte damals ahnen, dass nur wenige Jahre später jeder die Grenze nach Bayern ganz legal passieren konnte. Viele wollten sofort in das Land, das ihnen, Freiheit und Konsum versprach. Es konnte alles gar nicht schnell genug gehen.

Die Gemeindeschwesternstation von Bermsgrün wurde 1990 geschlossen, die Gemeindeschwester per Gesetz abgeschafft. Weil es in der Bundesrepublik diesen Beruf nicht gab, der ein gesellschaftliches Rund-um-Paket an Fürsorge, Krankenpflege, Mütterberatung und Seelsorge war, durfte er auch als Ost-Angebot in der vereinigten Republik nicht überleben. Dass Regina Müller ihren Status als Gemeindeschwester verlor, der wie der Doktortitel staatlich in der DDR anerkannt war, das sei für sie nicht das Schlimmste gewesen. Härter traf sie die Beschneidung ihrer Verantwortung und Kompetenz. Sie war nun vierzig, im besten Alter, und versuchte, sich mit den neuen Lebensumständen zu arrangieren.

Ihre ehemalige Chefin ließ sich als Hausärztin nieder und stellte Regina als Arzthelferin ein. Das konnte nicht lange gut gehen. Regina war es gewohnt, eigenverantwortlich zu arbeiten. Sie kündigte von einem Tag auf den anderen. Schluss, aus, vorbei! Wie viele in dem verlorengegangenen Land erlebte die Gemeindeschwester und Arzthelferin außer Dienst nun einen Zustand, der ihr fremd war. Und je länger sie darin zubrachte, umso fremder wurde er ihr. Sie überprüfte die Habenseite ihrer Biografie und verglich sie mit dem Soll, das nun gefragt war. Schnelligkeit, Flexibilität, Teamfähigkeit, Kontakte, Netzwerke. Ihre Berufserfahrung musste doch nach menschlichem Ermessen auch etwas wert sein? Ja, nach menschlichem Ermessen!

Regina drehte sich im Kreis. Die sonst so unerschütterliche Optimistin war ausgebremst. Sie litt an diesem Zustand, ertrug die Art des Umgangs nicht. Aber sie wollte und musste wieder Arbeit finden. Ihre Bewerbung beim Jugendamt Schwarzenberg hatte Erfolg. Sie bekam eine Stelle. Regina, die halbe Sachen bis heute nicht mag, kniete sich in den neuen Beruf, paukte Paragrafen und Verordnungen, bildete sich fort. Sie wollte alles genauso gut machen wie als Gemeindeschwester. 2005 wird sie Vermittlungskraft für einhundertfünfundsiebzig Langzeitarbeitslose. So steht es auf dem Papier. Tatsächlich sind es jetzt vierhundertachtzig bis fünfhundertsiebzig Menschen, die sie in Arbeit bringen soll. Den einen oder anderen kennt sie noch von früher aus ihrer Zeit als Gemeindeschwester. Sie hat kaum Stellen zu vermitteln. Woher denn, wenn die ganze Industrie in der Region zusammengebrochen ist? Ihr bleibt kaum Zeit, sich die Sorgen ihrer Kunden anzuhören.

Immer öfter bemerkt Regina Müller in ihrem Umfeld die Fähigkeit, die Wirklichkeit auszublenden. Sie kennt den Preis, den diese Gesellschaft dafür bezahlt: Oberflächlichkeit und Gleichgültigkeit. Sie wehrt sich dagegen, will noch immer »mit dem Herzen« sehen, gibt kontra und lässt sich den Mund nicht verbieten. Gewiss, Kommunikation gibt es hierzulande ohne Ende: Internet und Handy, alles vorhanden. Überall bimmelt es. Man ist bestens ausgerüstet. »Aber wer hört mir wirklich zu, wer will wirklich wissen, wie es in mir aussieht?« Reginas Fragen laufen ins Leere. »Wir sind arm dran, wenn wir keine Zeit finden, die Menschen um uns herum im besten Sinne des Wortes wahrzunehmen.«

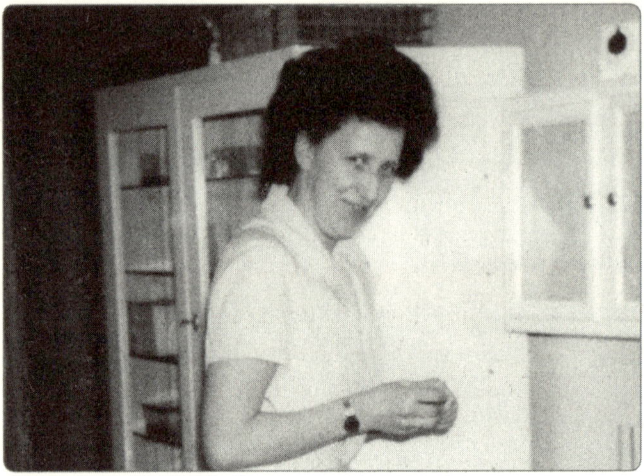

»Geht nicht« gibt es nicht!

Schwester Gabriele Martin aus Bad Elster (Sachsen)

Es gibt Städte im Nachwende-Osten, die müssen sich nicht neu erfinden. Bad Elster weist schon am Ortseingangsschild auf seine glanzvolle Bestimmung hin. Das Sächsische Staatsbad Bad Elster – die Kultur- und Festspielstadt – bietet eine hohe Lebensqualität! Darauf sind die Elsteraner stolz. Zu allen Zeiten – auch in mehr als vierzig Jahren DDR – galt ihr Heimatort als etwas Besonderes. Gesundheit oder Krankheit sind in ihren Erscheinungsformen systemunabhängig. Wer zu Ostzeiten zur Kur nach »Elster« fuhr – und das waren im Arbeiter-und-Bauern-Staat mehrheitlich Menschen ohne dickes Scheckbuch, der fühlte sich »geadelt«. Das ist auch heute noch so.

Am Kuhberg, einer Plattenbausiedlung am Rande der Stadt, kümmert sich eine attraktive Mittfünfzigerin um Wohl und Wehe der rund dreitausend Einwohner. Denn auch im gesunden Klima von Bad Elster leiden Menschen an Demenz, Bluthochdruck, Arthrose oder Inkontinenz. Sie haben Herzschrittmacher, Blutgerinnsel, Schlaganfälle, Druckgeschwüre, Alkoholprobleme und Hühneraugen. Oft sind sie alt und einsam. Sie brauchen jemanden, der zuhört, tröstet, aufmuntert. Sie brauchen eine wie Schwester Gabi, deren Zuspruch schon manche Tablette ersetzt hat.

Gabi Martin ist dreiunddreißig Jahre alt, geschieden, alleinerziehende Mutter von zwei Kindern und auf der Suche nach neuen Aufgaben, als sie sich 1986 für das Amt der Gemeindeschwester bewirbt. 1990 wird die Gemeindeschwesternstation aufgelöst und in ein neues, unbekanntes Gesundheitssystem überführt. Seit 1991 leitet Schwester Gabi den Pflegedienst des Deutschen Roten Kreuzes in Bad Elster. Egal ob sie an ihrem Schreibtisch vor ihrem Computer sitzt und von dort die gesundheitlichen Probleme ihrer Patienten managt oder selbst Hand anlegt: Sie erledigt beides mit Herz.

Heute trägt Schwester Gabi keine weiße Haube mehr wie früher, fest ins Haar gesteckt, und keine steife Tracht kratzt mehr am Hals. Ihre Berufskleidung besteht aus einem kurzen weißen Kittel mit einem kräftig roten Streifen über modischen Jeans und signalisiert der Außenwelt, hier kommt ein, nein, kein rettender Engel, sondern eine fröhliche und energische Frau, die zupacken kann, die sich um ihre Patienten kümmert und die eine Freude an ihrer Arbeit hat, die ansteckend ist.

Vor ihr liegt ein DIN-A4-Heft mit abgegriffenem rosafarbenen Einband: »Tagebuch einer Gemeindeschwester.« Der erste Eintrag ist datiert auf September 1986 und beinhaltet den Nachweis eines Fürsorge-Besuches. In Tabellen wurden Bestrahlungen, Massagen, Bäder, Säuglingsbesuche und Verbandswechsel vermerkt. Der letzte Eintrag ins Tagebuch stammt vom 15. Dezember 1989. Danach folgen nur noch leere Seiten. Eine Gesellschaft war zu diesem Zeitpunkt dabei, samt ihrem Gesundheitswesen unterzugehen. Es hinterließ Kranke und Gebrechliche, um die sich Gabriele Martin weiter kümmern musste. Sie hatte dazu keinen Auftrag, sie trug Verantwortung, aus der sie weder flüchten wollte noch konnte. Es hätte ihre Berufsehre verletzt, sagt sie heute knapp. Gabi Martin ging von sich aus zur Leitung des Deutschen Roten Kreuzes und bat darum, die Kranken nicht im Stich zu lassen. Sie entwickelte ein Konzept, mit dem sie weitermachen konnte. Zum Glück habe sie sich nur für einen einzigen Tag arbeitslos melden müssen, dann sei sie vom DRK übernommen worden, für das sie bis heute arbeitet.

Das Bedürfnis, Kranken zu helfen, läge ihr in den Genen, sagt Gabriele Martin nachdenklich. Einen Augenblick nur hängt sie ihren Gedanken nach, dann setzt sie sich in ihrem Sessel zurecht und erzählt im weichen Klang ihres Dialekts von ihren Eltern.

»1956 besuchten wir die Schwestern meiner Mutter in Koblenz, und da ging es ganz massiv darum, dass wir im Westen bleiben sollten. Mein Vater war zu der Zeit gerade mit dem Studium fertig und hatte dort als Förster ein Revier bei einem Schloss angeboten bekommen. Das war Romantik pur, aber mein Vater hat gesagt: ›Nein – wir gehen wieder zurück, weil ich das Studium finanziert bekommen habe, und ich möchte jetzt auch da arbeiten, wo es bezahlt worden ist.‹ Und damit war dic Sache erledigt.« Diese Geradlinigkeit im Denken sollte sich tief in das Gedächtnis der Tochter eingraben.

Die Familie zog 1958 vom Erzgebirge in ein Forsthaus am Rande von Bad Elster. Mit dem Wald vor der Tür wurden Tiere, Pflanzen und Bäume die »Spielgefährten« von Gabi und ihrer Schwester. Obwohl sie gläubig waren und das gemeinsame Gebet ebenso zum Alltag gehörte wie Schulaufgaben erledigen oder Beeren sammeln, erzogen Mutter und Vater Sewart ihre Kinder nicht gegen, sondern im Sinne der Politik des Landes, in dem sie lebten.

»Es waren die ganz einfachen humanistischen Werte, die sie uns mit auf den Weg gaben, die uns zusammengeschmiedet haben. Dafür bin ich ihnen noch heute dankbar.«

Gabi und ihre Schwester sollten selbstbewusste und selbstbestimmte junge Frauen werden. Diese Erziehung zur Selbständigkeit führte später zur Kraftprobe mit dem Staat. Gabi lehnte es ab, an der Jugendweihe teilzunehmen, und war auch nicht zu einem Kompromiss – beides, Konfirmation und Jugendweihe, zu feiern – zu bewegen. Ihr Vater musste sich wegen dieser Entscheidung seiner Tochter rechtfertigen.

»Für meinen Vater war es sehr schwierig, weil er ja eine leitende Position innehatte. Fremde Leute, nicht etwa die Schulleitung, haben sich eingemischt und ihn wegen meiner Konfirmation zur Rede gestellt. Er kam zweimal nach Hause und war fix und alle. Für meinen Vater wäre es sicher einfacher gewesen, wenn ich Jugendweihe und Konfirmation gemacht hätte. Aber er hat mir die Freiheit gelassen und gesagt: ›Wenn du nur die Einsegnung möchtest, dann ist das okay, und dann halte ich das aus.‹«

Trotz ihres sehr guten Zensurendurchschnitts wurde Gabriele Sewart nicht zur Erweiterten Oberschule delegiert. Das habe nicht nur an der Konfirmation, sondern auch daran gelegen, dass in ihrer Klasse fünfzehn Schüler die Hochschulreife erlangen wollten. Alle hatten sehr gute Noten. Also ging Gabi nach der zehnten Klasse ab. Sie wollte Physiotherapeutin werden, doch sie musste feststellen, dass dazu ein Mindestalter von einundzwanzig Jahren erforderlich gewesen war. Da sie aber erst sechzehn war, kam für sie nur noch Krankenschwester infrage. Für ihre Eltern eine Horrorvorstellung.

»Sie wollten nicht, dass ich in den Schichtdienst gehe. Für meinen Vater war ich zu jung, um die Verantwortung für die Kranken zu übernehmen. Man wird ja wirklich konfrontiert mit Ausscheidungen, man muss die Leute von Kopf bis Fuß waschen, und meine Eltern gehörten noch zu einer Generation, die sich ein bisschen genierte.«

Die selbstbewusste Tochter setzte sich durch und wurde Krankenschwester. Sie lernte vorzeitig aus und wurde wegen ihrer ausgezeichneten Leistungen mit der Hufeland-Medaille geehrt. Die Schwarz-Weiß-Fotos aus jenen Tagen zeigen eine glückliche junge Schwester, die gerade ihren Traumberuf gefunden hat.

Das »wahre Leben«, wie es Eltern und Ausbilder nannten, konnte nun beginnen. Gabriele sog es in vollen Zügen in sich auf. Sie wollte am liebsten alles auf einmal. Mit dem Beruf und den 300 DDR-Mark, die sie verdiente, war sie unabhängig. Fehlten nur noch ein Mann fürs Leben, zwei Kinder und eine Wohnung.

Gabi Sewart, das Mädchen mit dem vollen, haselnussfarbenen Haar und den großen, blaugrauen Augen, überlegt nicht lange bei der Wahl ihres Herzbuben. Er ist acht Jahre älter und arbeitet als Fahrdienstleiter bei der Deutschen Reichsbahn. Sie heiraten im Sommer 1972. Ein Jahr später kommt Tochter Susan zur Welt,

1975 folgt Annett. Die Familie lebt in einer schönen, großen Dienstwohnung im Bahnhof von Bad Elster. Fünf Jahre bleibt Gabi der Kinder wegen zu Hause. Fünf Jahre, die überschattet sind vom Tod nächster Angehöriger. Sie pflegt die Großeltern, den Vater, die Schwiegermutter bis zum Lebensende. Eine schwere Zeit für die junge Frau, in der sie selbst gesundheitlich häufig angeschlagen ist. Als die Kinder in den Kindergarten gehen, arbeitet Schwester Gabi wieder in Schichten. Das war normal im Osten Deutschlands.

»Ich habe acht Jahre hier in Bad Elster in der Rheumaklinik als Krankenschwester gearbeitet. Erst halbtags, dann Vollzeit. Die Rheumaklinik war eine Forschungsklinik und forderte uns, das medizinische Personal, sehr. Das war eine hochinteressante Arbeit. Eine Zeit, die ich überhaupt nicht missen möchte. Ich fühlte mich fit, obwohl es oft schwierig war. Mit den Kindern war ich auf mich allein gestellt. Mein Mann hatte bei der Bahn jeden Monat über hundert Überstunden.«

Dass ihre Ehe dabei auf der Strecke bleibt, wird ihr nach und nach bewusst. Nach dreizehn Jahren reicht Gabi Martin die Scheidung ein. Die Trennung verläuft friedlich, ohne Rosenkrieg und Streit um Hausrat und Gespartes.

»Mein Mann hat sich, wenn ich es heute so bedenke, in die Arbeit geflüchtet, weil es das war, was er konnte. Die ganzen Alltagsprobleme waren ihm einfach zu strapaziös. Da hat er sich freiwillig zurückgezogen. Ich war doch letztendlich für alles alleine zuständig, für die Kinder, für die Pflege der Schwiegermutter und auch für die ganze Organisation der Familie. Tja, und da er sowieso ein stiller Mensch ist, haben wir eh nie wirklich miteinander geredet. Die Liebe ist uns irgendwo regelrecht verlorengegangen.«

Was willst du selbst? Diese Frage stellt sie sich immer öfter. Sie hat es satt, nur ein Engel mit weißem Häubchen sein, allzeit bereit, aufopfernd zu dienen. »Du kannst diesen Beruf nur aushalten, wenn du zufrieden bist mit deinem Privatleben, wenn du Kraft zu Hause tanken kannst, sonst hältst du nicht durch.« Gabi Martin sucht nach neuen Perspektiven für ihr Leben.

»Ich möchte nicht nur als Krankenschwester, sondern auch als Frau beachtet werden. Dann kann man nämlich auch mit den Patienten ganz anders umgehen. Ich wollte nie in dieses Helfersyndrom verfallen; dass ich zu den Patienten gehe, um von ihnen Anerkennung zu bekommen. Man wird noch mehr ausgelaugt, wenn man unbedingt gemocht werden möchte. Ein Päckchen Kaffee, eine Schachtel »Mon Chéri«, das übliche Dankeschön von Patienten als Maßstab für meinen eigenen Wert? Das wollte ich auf keinen Fall, auch wenn das damals Kostbarkeiten waren. Das gibt ein Missverhältnis. Es ist natürlich wichtig, dass man als Schwester von jemandem Zuwendung bekommt. Vom Freundeskreis zum Beispiel, es muss ja nicht unbedingt ein Partner sein, der einem Rückhalt gibt. Für mich war das Private immer genauso wichtig wie die Anerkennung im Beruf.«

Schwester Gabi stellt die Weichen neu für ihr Leben. 1986 wird ihr Schicksalsjahr: Sie macht die Fahrerlaubnis, bekommt den ersten eigenen Trabant und die Stelle als Gemeindeschwester in Bad Elster. Sie hat keine Angst davor, dass sie den Anforderungen nicht gewachsen sein könnte. Sie konzentriert sich auf die Vorteile; vor allem hofft sie darauf, dass sie sich ihren beiden Töchtern tagsüber mehr widmen kann. Sie will es als Alleinerziehende schaffen, Susan und Annett weiter den Lebensstandard zu bieten, den sie gewohnt sind.

Die Zeit, die sie zur Pflege der Patienten benötigte, legte Gabi Martin selbst fest. Sie richtete sich nach den jeweiligen Bedürfnissen der Kranken und der Schwere ihrer Erkrankung. Niemand machte ihr Vorschriften, wie sie sich ihren Arbeitstag einzuteilen hatte, der sich dafür im schlimmsten Fall über 24 Stunden erstreckte.

Morgens um sechs Uhr begann der Tag für den Drei-Mädel-Haushalt. Während die Gemeindeschwester Martin loszog, um Patienten Injektionen zu verabreichen, standen ihre Töchter auf, wuschen sich und frühstückten allein in der Küche. Gegen 7.15 Uhr kam Mutter Martin auf » Stippvisite« nach Hause und schickte ihre Kinder mit einem Kuss zur Schule.

Im Winter war Schwester Gabi morgens außerdem als Heizerin für ihre Patienten gefragt. Das hieß, zunächst die Asche aus den Öfen kehren, Kohlen holen, anheizen, Waschwasser erwärmen und zusätzlich Schnee räumen. Nachdem beim letzten Pflegebedürftigen der Ofen bestückt war, ging sie wieder zum ersten, um ihn mit dem nun warmen Wasser zu waschen, mitunter ihn zu windeln und zu betten. Das war sehr mühselig, weil in den kleinen, verbauten Einfamilienhäusern meistens das Wohnzimmer zum Krankenzimmer umfunktioniert und die Couch zum Krankenlager wurde. Not und Mangel machten erfinderisch – auch in der Krankenpflege.

Viele Angehörige kreierten selbst »Nachtstühle«, um den Patienten den Gang zum Örtchen zu ermöglichen. An rückengerechtes Arbeiten war nicht zu denken. Wegwerfmaterial, wie Zellstoffvliesunterlagen, Windeln oder ausreichend Schutzhandschuhe, gab es nicht. Die Desinfektionslösung enthielt Formaldehyd, was sie nicht stören durfte, denn es gab keine Alternative. In der »großen Köperpflege« wurde keine Rücksicht auf die Gesundheit der Pflegerin genommen, und man brauchte unter diesen Bedingungen mehr Zeit als heute.

Zeit hatte Schwester Gabi – für ihre Patienten. Zwischendurch – jedoch nicht nebenbei – war sie Mutter für ihre Töchter und Managerin ihres Haushalts. Sie erzählt eine Episode aus jener Zeit, die zeigt, dass ihre Töchter sie gerne öfter gesehen hätten: »Eines Tages kam ich mittags nach Hause und ging direkt in den Garten, um dort Wäsche aufzuhängen. Ich hörte von draußen, dass es an der Wohnungstür klingelte. Meine Töchter öffneten. Als ich danach selbst wieder vor meiner Wohnungstür stand, war daran ein Zettel angebracht, auf dem zu lesen stand: ›Liebe Patienten, bitte richten Sie sich nach den Arbeitszeiten von Schwester Gabi, wir wollen unsere Mutti auch mal für uns haben. Die Kinder‹«

Gabi Martin hat diesen Zettel lange noch aufgehoben. Sie hat den Protest ihrer Kindern damals sehr ernst genommen. Dennoch wussten die Mädchen, dass es Situationen im Alltag ihrer Mutter gab, in denen ihre Bedürfnisse und Wünsche hinten anstehen mussten. Wenn Schwester Gabi nachts zu einem Notfall gerufen wurde, waren die Töchter allein in der Wohnung und schliefen. Ihre Mutter musste sich deswegen keine Sorgen machen. Nie sei etwas passiert. Sie sei unbesorgt zu ihren Patienten gegangen, weil zu Hause immer auch Nachbarn für ihre Töchter da gewesen wären. Die Mädchen hätten auf diese Weise schnell gelernt, selbständig zu werden. Ihr Beruf habe Susan und Annett außerdem fürs Leben geprägt, erzählt Gabi Martin. Eine Tochter sei beruflich dem Vorbild ihrer Mutter gefolgt und Ergotherapeutin geworden, die andere habe die Not und das Elend nie ertragen können und sich bewusst gegen einen Pflegeberuf entschieden.

Die Arbeit als Gemeindeschwester unterschied sich sehr von der Arbeit im Krankenhaus. Gabi Martin lernte die weniger schönen Ecken von Bad Elster kennen. Denn schon zu DDR-Zeiten gab es Menschen, die durchs soziale Netz fielen.

»In der Klinik war alles so schön steril, so wie man es gelernt hatte, wie man es gewöhnt war. Und dann kam ich in die Hauskrankenpflege. Das war schon ein Schock, was gab es für schmutzige Wohnungen, und das in Bad Elster! Mein Beruf ein Ekelberuf? Das hätte ich nie vermutet: vermüllte Absteigen, Alkoholikerwohnungen, die dann auch bepinkelt und mit Kot verschmiert waren. Das musste ich erst einmal verarbeiten.«

Gabriele Martin entwickelte eine eigene Strategie, um mit dem fertig zu werden, was sie bei ihrer Arbeit bis heute sieht. Ihr Humor, aber auch Zigaretten spielten für sie dabei eine wesentliche Rolle.

»Ich bin nach solchen Besuchen immer in die Ambulanz runtergegangen und habe eine Zigarette geraucht. Etwas, das ich sonst nie gemacht habe. Oft einfach nur, um einen anderen Geruch in die Nase zu bekommen. Ich musste dem Gestank dieser Wohnungen etwas entgegensetzen. Das war der Punkt, an dem dann auch wieder mein Kampfgeist durchkam. Ich dachte: Das wirst du doch wohl noch hinkriegen!«

Wenn es sein musste, konnte Schwester Gabi auch hart durchgreifen. Doch niemals sei sie deswegen von jemandem rausgeworfen worden – das nicht. Eher sei es umgekehrt gewesen. Mitunter mussten Patienten erst zu ihrem Glück gezwungen werden.

»Meine Station damals war ein winziges Zimmer mit Badewanne. Freitags habe ich die Leute eingesammelt, damit die mal baden. Eine alte Frau, die aus asozialen Verhältnissen stammte, musste von Kopf bis Fuß gewaschen werden. Die habe ich mir geschnappt und sie in die Wanne gesetzt. Am Anfang ging das nur unter Protest. Wie ein Rohrspatz hat sie mich beschimpft. Und als sie drin saß: ›Ach, ist das schön!‹ Dann wollte sie jeden Tag baden. Da musste ich mich dann auch wieder durchsetzen.«

Waren das die neuen Herausforderungen, die sie suchte? Baden, windeln, heizen, spritzen, betten – Gespräche mit den Alten und Kranken, die eigentlich nur Klagelieder waren und über Biografisches und Familiäres selten hinausgingen? Reicht das einer Frau, die gern ihre Grenzen auslotet? In ihrer Gemeindeschwestern-Zeit habe sie von ihrem Wissen aus ihrer Zeit in der Klinik profitiert, kontert sie. »Zu DDR-Zeiten war ich ja als Gemeindeschwester mit in der Arztpraxis, in Mütterberatungen und Diabetikersprechstunden und habe dabei immer weiter dazugelernt. Ich saß dabei, konnte genau beobachten, wie der Doktor seine Diagnosen stellte oder wie er seine Therapien aufbaute. Dadurch habe ich mein Wissen bei der Arbeit wirklich ständig erweitert.«

Wer immer mit Krankheit, lebensbedrohlichen Situationen und Tod beruflich zu tun hat, müsse einen Weg finden, sich selbst zu schützen, sagt Gabi Martin. Menschen dicht an sich heranzulassen, ohne die Balance von Nähe und Distanz zwischen Patient und Pflegerin zu verletzen, sei ein Drahtseilakt. Dazu brauche es viel Kraft, um die eigenen Reserven wieder aufzutanken. Doch Gabi Martin besitzt die besondere Gabe, Zeit, die man gemeinhin Leben nennt, für sich selbst wertvoll zu gestalten. Sie liest viel, besucht Freunde und hat gelernt bewusst abzuschalten.

Von ihrem Haus kann Gabi Martin direkt die Tannenwipfel des böhmischen Egerlandes sehen. Die Grenze zu Tschechien ist nur einen Steinwurf von ihrem Balkon entfernt. Die Grenze zwischen Beruf und Privatleben ist manchmal viel näher – einmal in ihrem Leben verlief sie sogar hautnah. Gern erinnert sie sich an gemeinsame Wanderungen drüben im Böhmischen mit ihrer großen Liebe Klaus, einem KFZ-Meister.

Sie lernt ihn kennen, als sie noch in der Klinik arbeitet, und verliebt sich sofort. Seine aufgeschlossene, liebevolle Art, die gleichen Interessen und stundenlange Gespräche ziehen sie an. Gabi und Klaus sind behutsam. Beide haben bereits schlechte Erfahrungen gemacht. Sie wollen sich und ihrer Beziehung Zeit geben, damit diese Liebe nicht am Alltag zerbricht. Das Glück ist auf ihrer Seite. Auch Gabrieles Töchter schließen den neuen Lebensgefährten ihrer Mutter ins Herz.

Klaus weiß, wie man pubertierende Teenager gewinnen kann. Er bringt der Jüngsten das Mopedfahren bei und hilft der Großen bei der Berufswahl. Gemeinsam erleben sie sieben aufregend schöne Jahre, denen auch die Wendezeit nichts anhaben kann.

Als Gabi und Klaus wissen, dass sie heiraten wollen, hält das Leben wieder eine Prüfung für sie bereit. Klaus wird krank: Kieferkrebs.

»Der Kiefer wurde herausgenommen. Klaus konnte dann nicht mehr kauen und nur noch flüssige Kost zu sich nehmen. Er konnte auch nicht mehr deutlich sprechen. Er brauchte unglaublich viel Beistand, damit er sich nicht vorzeitig aufgab. Auf einmal wurden viele Defizite sichtbar. So etwas kann einen Menschen zum Verzweifeln bringen. Zehnmal ist er im Gesicht operiert worden.«

Drei Jahre kämpfen sie gemeinsam gegen die Krankheit. Ein schwer zu ertragender Schwebezustand zwischen Hoffen und Aufgeben. Klaus will die Nähe zu ihr, der Geliebten. Als er von der Schwere seiner Krankheit weiß, wehrt er sich zu ihr, der Gemeindeschwester, zu ziehen. Er will kein Pflegefall für sie sein. Er wurde es, aber sie nahm ihn nicht als solchen wahr. Klaus starb 1991 in Gabis Armen.

Sie kann heute gelassen über ihre Gefühle von damals reden. Die Fragen »Warum ausgerechnet er?« und »Was wäre gewesen, wenn er überlebt hätte?« quälen sie nicht mehr.

Ganz gleich, ob man den Umgang mit dem Tod durch den Beruf mehr als andere gewohnt sei – sich daran zu gewöhnen, besonders wenn es einen selbst trifft, fiele trotzdem immer schwer, bekennt sie.

Gabriele Martin besinnt sich in dieser Zeit auf ihre Stärke. Sie wartet nicht darauf, in das große Loch des Selbstmitleids zu fallen. Die Trauer verdrängt sie mit ihrer Arbeit. Sie hat gute Freundinnen, die sie auffangen, wenn sie glaubt, keine Kraft mehr zu haben, und ihr Mut sie verlässt. Die Zeit heilt auch die Wunden einer Gemeindeschwester.

Nur einmal im Leben hat sie sich nicht getraut und eine Chance verpasst: Sie habe Angst vor dem Sprung in die Selbständigkeit gehabt, davor, einen eigenen, privaten Pflegedienst in Bad Elster zu gründen, erzählt sie. Das Für und Wider wägt sie heute nicht mehr ab. Vorbei! Sie erlebt auch bei ihrer Arbeit fürs Rote Kreuz täglich den Stress, der sich mit der Einführung der Pflegeversicherung 1995 noch potenzierte.

Seitdem löst eine wichtige Bestimmung der Krankenkassen die nächste ab, ist die Informationsflut fast nicht mehr zu verarbeiten. Ihre Sorge, dass Gesundheit mehr und mehr zur Ware und der Patient ein häufig anmaßender Auftraggeber im Pflegemanagement seiner Krankheit wird, bestätigt sich.

Aus der Gemeindeschwester Gabi Martin ist eine Jongleurin von Fallpauschalen geworden, die sich mit aller Kraft dagegen wehrt, dass Menschlichkeit, Gefühl und Engagement in ihrem Beruf von Bürokratie und Gewinnmargen abgetötet werden. Es ist ein schmerzhafter Spagat. Wenn Gabriele Martin von Fortbildungen nach Hause fährt, die sie mit den Fortschritten professioneller Pflege vertraut machen sollen, ist sie jedes Mal frustriert. Sie stellt laut ihre Fragen in die Runde, und dass sie keine Antworten darauf bekommt, macht sie mutlos.

Fragen des Haftungsrechts dominieren inzwischen die medizinischen Bildungsangebote für Pflegedienste. »Ich denke dann immer, morgen muss ich gleich ins Gefängnis.« Die Pflegereform, die ein Fortschritt sein sollte, verkehrt sich mehr und mehr ins Gegenteil. Private Pflegedienste werden im Preiskampf von den Krankenkassen gegeneinander ausgespielt. Das Beispiel macht Schule.

Auch Angehörige von Patienten versuchen nicht selten, aus dem Pflegegeld noch Gewinn für sich zu schlagen. Es sei ein übles Spiel der Politik, das ihr die Lust und die Freude an der Arbeit nehme, sagt Gabriele Martin. Sie habe nie die Jahre bis zur eigenen Rente zählen wollen, doch manchmal rechne sie schon heute, bekennt sie freimütig. Schnell schiebt sie die aufkommende Resignation beiseite, weil sie immer noch auf die Vernunft setzt und ihre Hoffnung, aber auch eigene Wertvorstellungen nicht aufgeben mag. »Geht nicht« gibt es bei ihr nicht.

Ihre guten und ihre schlechten Erfahrungen aus zwei Gesellschaftssystemen könnten ein Gewinn für die Patienten sein, deren Wohl eigentlich im Mittelpunkt politischer Gesetzgebung stehen müsste. Frauen wie Gabriele Martin könnten eine ganze Gesellschaft wachrütteln – vorausgesetzt, es hört sie jemand.

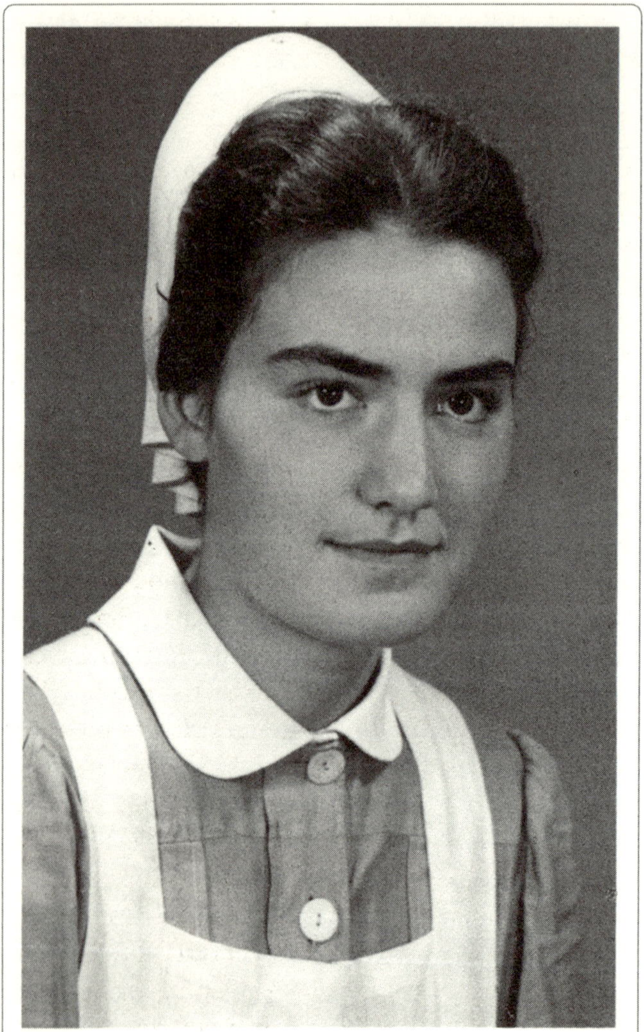

Das große Gefühl vom Wir

Schwester Regina Nowak aus Droyßig (Sachsen-Anhalt)

Die Gartenstraße in Droyßig zu finden, ist nicht leicht. Das Navigationssystem ortet sie zwar – sogar aus dem All –, doch das Auto mit Berliner Kennzeichen umrundet das Zentrum des Städtchens, wendet bei dem Versuch, die kleine Straße zu finden. Vergeblich, das Fahrzeug muss dort abgestellt werden, wo es schon vor zwanzig Minuten hätte parken können. Zu Fuß kann man sich durchfragen.

Die Gartenstraße wird von fleißigen Bauarbeitern neu gepflastert. Fein säuberlich werden die Steine eingepasst; nicht die alten, buckligen, sondern die stolperfreien, EU-genormten. Heute jedoch watet man noch durch das Kiesbett, balanciert zum Haus Nummer 15. Eine freundliche Arbeiterhand – galant ausgestreckt zum sicheren Geleit – verhindert einen Sturz. Da ist das gesuchte Haus. Saniert, zweistöckig. Neugierige Blicke fragen ungeniert, zu wem man wolle. Regina Nowak. Ah ja! – einem verständnisvollen Kopfnicken folgt der Griff zum Schlüssel, um die Haustür zu öffnen. So ist das in Droyßig, wenn jemand zu Schwester Regina Nowak kommt.

Sie gehört zu einer Dynastie, wenngleich sie keinem Adels- oder Herrschergeschlecht entstammt. In Regina Nowaks Familie wurden ein Beruf und der Stolz darauf von Generation zu Generation vererbt.

»Meine Eltern waren beide Schwestern.« Pause. Der Blick der Achtundsiebzigjährigen wandert zum Gegenüber, und sie genießt einen Augenblick lang die Verwirrung. Ein Versprecher – na ja, kann vorkommen. Aber nein, es ist kein Irrtum. »Meine Mutter war Schwester, mein Vater war Pfleger. Meine Schwester ist ebenso Krankenschwester gewesen wie ich, mein Bruder ist auch in der Medizin gelandet, der ist Neurologe, Klinikdirektor in Jena gewesen, bis 1990.«

Die Großmutter nahm als Erste ihren Dienst als Krankenschwester auf. Es folgten alle Töchter, Reginas Tanten, deren Kinder und Enkel. Das Gefühl, in der Medizin verwurzelt zu sein, entstand natürlich nicht allein durch das Wissen um die eigene Herkunft oder durch Erzählungen aus der Vergangenheit. Mehr noch prägten gelebte Familientraditionen und Alltagsrituale. Manche waren schön, andere wiederum nicht. Versonnen streicht Regina Nowak die gestärkte Tischdecke glatt, so wie sie es beim Erzählen immer tut und lächelt.

»Die gesamte Familie wohnte in Jena, dort habe ich an der Fachschule Krankenschwester gelernt. Ich war in der HNO, meine Mutter in der Neurologie, mein Vater in der Psychiatrie. Meine Cousine war in der Frauenklinik. Na ja, und meine Schwester hatte mittlerweile auch dort gelernt, die war in der Hautklinik. Und wenn wir alle zusammenkamen, war Kliniktratsch angesagt.«

Das Telefon läutet. Die Schwiegertochter erkundigt sich, ob es Regina gut geht. Eigentlich waren sie zum Mittagessen verabredet. Die Sorge, dass Regina etwas zugestoßen sein könnte, ist groß, seit sie ein paar

Monate zuvor einen Kreislaufkollaps erlitten hat. Nein, es ist alles in Ordnung, ja, es sei nur eine Journalistin aus Berlin gekommen, um etwas über sie, die Gemeindeschwester, zu erfahren. Ja, genau, das dauere eben länger, das Mittagessen könne warten. Verschmitzt drückt Regina Nowak auf den Knopf des schnurlosen Telefons, der das Gespräch beendet, und sagt zufrieden: »Ja, ich hab's gut hier.« Mit den erwachsenen Kindern und auch mit den Leuten hier im Haus. Dirk, ihren Hauswirt, duzt sie. Wäre doch komisch, ihn zu siezen. Sie kennt ihn von Geburt an. Er sagt Sie zu ihr, nicht Frau Nowak, sondern einfach Schwester Regina. Ja, bekräftigt sie noch einmal, gut habe sie es hier. Und jeder, der sie heute besucht, hat es auch gut bei ihr.

Die ersten Jahre als Krankenschwester verbrachte sie in Jena, wo sie nach Abschluss der Fachschule gleich noch ein Zusatzstudium zur Stationsschwester absolvierte. Arbeit und Studium ließen sich vereinbaren, denn sie bekam monatlich bezahlte Studientage für ihre Weiterbildung. Fünf Jahre lang war sie dort »Chefin« einer HNO-Station im Uni-Klinikum. Bildung, immer wieder lernen und weiterkommen, das war ihr von klein auf anerzogen. »Wissen, das kann dir keiner mehr nehmen.« Ein Satz ihres Großvaters, der sich tief in ihr Gedächtnis eingegraben hat. Lernen und Lust aufs Leben – die Balance zwischen diesen Polen konnte Regina als junge Frau fast spielend halten.

»Ich habe meinen Mann im Bett kennengelernt«, sagt die flotte Endsiebzigerin mit graumeliertem Haar, der die Jahresringe nur zart ins Gesicht geschrieben sind, ohne rot zu werden. Na schön, wo denn sonst, denkt man, ehe der Satz wirklich ankommt.

»Amandus hatte Mittelohrvereiterung und war Patient auf meiner Station in der Ohrenklinik.« Es muss Liebe auf den ersten Blick gewesen sein, gleich nach der Entlassung aus der Klinik. Ihr Sohn wird im Januar 1961 geboren. Nun waren sie also zu dritt, verheiratet mit Kind, und bekamen dennoch in Jena keine Wohnung.

»Wir hatten eine Dachkammer und so ein kleines Ding als Küche eingerichtet, aber eine Wohnung gab es nicht. Öfter mal kamen die Kollegen und sagten: ›Da ist 'ne Wohnung frei, da ist einer abgehauen!‹« Abgehauen, getürmt, rübergemacht – das war der gängige Sprachgebrauch der 1950er und sechziger Jahre. In dieser Zeit erlitt die junge DDR unübersehbar große Verluste. Regina weiß nicht mehr, wie viele Wohnungen, Patienten, Arbeitsplätze, Freunde und Familien von Ärzten, Ingenieuren, Lehrern und Konstrukteuren verlassen wurden, weil sie sich im Westen ein besseres Leben, bessere Bezahlung oder einfach mehr Freiheit erhofften.

Regina Nowak bekam jedoch keine der frei gewordenen Wohnungen: Nach Maßgabe der Entscheidungsbefugten war sie nicht bedürftig. Eine andere Erklärung könnte schlicht auch sein: Sie verfügte nicht über die nötigen Beziehungen. Und durch Beziehungen den alltäglichen Mangel zu überlisten, war ein beliebter Sport jener Zeit. Irgendwie hatte jeder – oder fast jeder – irgendetwas, womit er tauschen konnte. Schwester Regina hatte nur ihren Beruf und den Wunsch, für ihre kleine Familie Geborgenheit zu finden. Wut kroch in ihr hoch – die rechte Stimmung, um sich beim Wohnungsamt Jena Gehör zu verschaffen.

»Wenn ihr euch einbildet, nur Ingenieure oder Ärzte brauchen Wohnungen, dann können die auch den Patienten den Arsch abwischen! Ich gehe!« Eine Drohung, die eine Stadtverwaltung bis ins Mark treffen konnte und doch keine Garantie bot, dass die Umstände sich besserten. Jena bot keine optimalen Voraussetzungen, um dort sein Glück zu finden. Also doch ab in den Westen?

»Nee! Das war überhaupt kein Thema für mich, nach Westdeutschland zu gehen. Wenn sie gesagt hätten, in den Vietnamkrieg kannst du gehen und gegen die Amis kämpfen, dann wäre ich mitgegangen!« Statt nach Vietnam ging sie nach Droyßig, rund fünfzig Kilometer von Jena entfernt. Die Stelle einer Gemeindeschwester war frei und damit verbunden genau das, was Regina suchte: eine Wohnung, die groß genug war für ihre Familie, Kinderkrippe und Wald. Im November 1961 zog die Familie um. Leicht war der Anfang nicht. Die Droyßiger zierten sich und wollten »erobert« werden. Ein hartes Stück Arbeit für die Gemeindeschwester Regina Nowak.

»Ich hatte erst mal damit zu tun, Fuß zu fassen. Als Gemeindeschwester war ich ja fremd. Neid war bei den Leuten da und teilweise Ablehnung. Ich habe denen dann erzählt, wo ich herkomme, was ich gemacht habe. Hinzu kam, dass mein Mann bei der Wismut war. Den kannten die Kollegen alle, weil sie jeden Morgen zusammen mit dem Wismutbus nach Ronneburg fuhren. Ich habe mich durchgebissen. Wissen Sie, in Droyßig gab es eine gewisse Hierarchie. Da war der Mittelstand sehr ausgeprägt.«

Der Mittelstand – das waren nicht nur Geschäftsleute oder Handwerker. Es waren auch die gut ausgebildeten und erfahrenen Facharbeiter und Ingenieure der Industriebetriebe im nahen Zeitz. Wer ein wenig in den Erinnerungen kramt, kommt schnell auf die Namen der großen Werke: VEB ZEMAG (Eisengießerei und

Maschinenfabrik), VEB ZEKIWA (Kinderwagen) VEB Zitza (Haartönungsprodukte für ganz Osteuropa), VEB Zetti – Süßwarenfabriken, VEB Lacke und Farben und nicht zu vergessen die riesigen Kohlevorkommen.

Die Droyßiger waren eine bunte Mischung aus Industriearbeitern, Groß- und Kleinbauern, Zugereisten, Flüchtlingen aus dem ehemaligen Ostpreußen oder Menschen, die der Krieg hierher verschlagen hatte. Von den alten Bauern hatten nicht wenige noch bis zum Ende des Krieges für den Fürsten zu Schönburg-Waldenburg gearbeitet. Der floh, als das Ende des Tausendjährigen Reiches nahte, in den Westen. Seinen persönlichen Adjutanten Mollenhauer ließ er zurück in Droyßig. Der alte Herr wurde krank und machte die Bekanntschaft mit Regina Nowak. Zunächst hielt er sie auf Distanz. Doch die Einsicht obsiegte, dass die junge Frau etwas von Pflege verstand, ja, dass man sogar gute Gespräche mit ihr führen konnte. Mollenhauer schätzte offenbar die gute Schulbildung und das respektable Benehmen, das die Gemeindeschwester auszeichnete.

Vom Adjutanten Mollenhauer ging es mit dem Moped SR 2, dem zweiten Modell der Marke Simson, direkt zu Bauer Steinke. Schwester Regina wusste, dass dort andere Qualitäten als eine gehobene Konversation gefragt waren. Mit Schwung nahm sie ihre SR 2 vom Kippständer, öffnete den Benzinhahn und schaltete den Chok ein. So hieß landläufig der Kaltstarter. Falls sie den nicht schnell genug wieder ausschaltete, kam nicht nur das Moped, sondern auch Reginas Tagesprogramm aus dem Takt. Doch eine erfahrene Gemeindeschwester ließ sich davon nicht schocken. Wenn die grüne Kontrolllampe für den Leerlauf leuchtete, trat sie schnell mit der rechten Fußspitze den Kickstarter. Zwei- bis fünfmal – das war normal, und wenn sie Glück hatte, sprang das Ding auch an, oder es »soff ab«.

Schlapp machen gab es für Regina Nowak nicht. Schon auf dem Weg zu Opa Steinke, der täglich seine Insulin-Spritze brauchte, legte sie innerlich einen Schalter um. Nun war ein andere Umgang mit Mensch und Tier gefragt: »Bei den Bauern musste ich ein bisschen derber sein. Da waren auch schon mal die Ferkel zu begutachten.«

Eines Tages kam ihr auf dem Hof der Steinkes ein ausgewachsener Ganter entgegen. Er schob den Hals schräg und weit nach vorn und gab rollende Laute von sich. Was das zu bedeuten hatte, wusste die ahnungslose Gemeindeschwester nicht. Der Ganter, nach einigen Jahren munterer Liebesakte impotent geworden, konnte die Eier seiner Gänse nicht länger befruchten, und der Ärmste schien den Verlust seiner Manneskraft zu spüren. Er wurde aggressiv, sowohl seinen Gänsen gegenüber als auch der Frau in Schwesterntracht, die weiß Gott nichts dafür konnte.

»So ein Ganter, der ist ja schlimmer als ein bissiger Hund. Das wusste ich nicht, obwohl ich in Altscherbitz, auf einem Rittergut, großgeworden bin. Was habe ich gemacht? Ich habe meinen Wäschebeutel genommen und dem Ganter um die Ohren gehauen.« Eine Lektion, die das in die Jahre gekommene Federvieh nicht mehr vergaß. Immer wenn der Ganter später das Getöse des Mopeds hörte, riss er vorsichtshalber aus.

Regina Nowak war praktisch und rücksichtsvoll. Sie konnte zuhören und Rat geben, wenn Not am Mann oder an der Frau war, und die Droyßiger gewannen Vertrauen zu ihr. Sie wussten, der Blick ihrer Gemeindeschwester beschränkte sich nicht nur auf medizinisches Fachwissen, bei Regina ging es immer »ums Ganze«. Als Mitglied des Gemeinderates, in den sie gewählt wurde, sah sie die Wohnungsnot einer Familie mit elf Kindern ebenso wie den Einfluss der Zeugen Jehovas, die ihre Kinder nicht impfen lassen wollten. Sie redete nicht lange um den heißen Brei und griff ein, damit sich in Droyßig etwas bewegte, nach vorn, zum Wohl der Leute.

»Hier in Droyßig gab es schon zu DDR-Zeiten eine Hochburg der Zeugen Jehovas, die wollten dieses und jenes nicht. Deren Kinder feierten keinen Geburtstag, kein Weihnachten und kein Ostern. Sie bekamen keine Zuckertüte zum Schulanfang, und sie sollten auch nicht geimpft werden. Denen sagte ich: ›Na, wo gibt es denn so was? Wollt ihr, dass sich eure Kinder gegenseitig anstecken? Habt ihr noch nie gesehen, wie schlimm Masern oder Tetanus sein können? Dann bleibt bloß zu Hause, damit ihr keinen anderen ansteckt!‹«

Rückblickend sagt Regina, es sei ihr egal gewesen, ob ein Kind zu den Pionieren ging, ob es Jugendweihe oder Konfirmation feierte – da sei sie immer tolerant gewesen. Doch wenn es um den Schutz von Leben, um Gesundheit ging, sei ihre Reizschwelle sehr niedrig gewesen.

Kam eine junge Mutter zweimal nicht zum vereinbarten Termin in die Mütterberatung, dann ging die Gemeindeschwester zu ihr nach Hause und sah nach dem Rechten. Fälle von verhungerten und völlig verwahrlosten Kindern, wie man sie heute im Fernsehen sieht, wären damals unmöglich gewesen.

Regina Nowak stellt Fragen: »Warum schaut heute niemand mehr richtig hin? Sind wir dazu überhaupt noch fähig? «Auf diese Fragen antworte unsere Gesellschaft meist nur mit einer Flut von Bildern, sagt sie, die uns alle Schrecken dieser Erde vor Augen führt, so dass wir, um uns selbst zu schützen, das Wegschauen trainieren. Diese Fähigkeit, die Wirklichkeit auszublenden, fördere die Kälte. Das Gefühl, das viele Menschen – in Ost und in West – heute als Verlust von zwischenmenschlichen Beziehungen beklagen, ist keine DDR-Nostalgie, sondern eine Sehnsucht, für die es eine so schöne wie altmodische Wendung gibt: den anderen Menschen neben sich wahrnehmen.

Ihr Gespür verließ sie auch nicht im Fall einer Familie mit fünf Kindern. Ein Sohn brauchte häufig Bluttransfusionen. Schwester Regina ging der Sache auf den Grund. Es reichte ein Wort beim Hausarzt Dr. Kühn; ein Anruf in der Kinderklinik in Jena, und bald darauf hatte sie einen Termin für den Jungen, ihren guten Beziehungen nach Jena sei Dank.

»Morgens um 6.30 Uhr fuhren wir – der Junge, die Eltern und ich – nach Klein Helmsdorf. Dann stiegen wir in den Bus nach Eisenberg, und von dort ging es weiter nach Jena. In zwei Stunden waren wir da. Die Klinik wusste schon Bescheid. Wir brauchten keine Überweisungen oder sonst viel Papierkram. Der Junge wurde untersucht, in die Klinik eingewiesen und an der Milz operiert.«

Natürlich ist Regina Nowak in Jena geblieben, um das Ergebnis der Operation abzuwarten. Sie hat das Kind, nachdem es sich erholt hatte, auch wieder von der Klinik abgeholt und nach Hause gebracht. Der kleine Junge, dessen Vornamen sie nicht mehr weiß, ist ein gesunder Mann geworden.

Er war nicht der Einzige, dem Reginas »gute Beziehungen«, die sie in Jena zur Uni-Klinik hatte, zugute kamen. Das sprach sich ebenso schnell in Droyßig herum wie die Tatsache, dass Nowaks ein Telefon besaßen. Wegen ihres Berufes hatte die Gemeindeschwester den Anschluss bekommen und war damit in den Augen der Nachbarn privilegiert. Schnell sprach sich allerdings im Ort auch herum, dass Nowaks ihren Apparat auch für »nichtmedizinische Angelegenheiten« zur Verfügung stellten. »Sag doch mal schnell Bescheid, dass die Tante oder der Onkel kommt«, »Kannst du bitte mal klingeln bei …«, das waren normale Wünsche, die immer erfüllt wurden von denen, die das Glück hatten, ein Telefon zu besitzen.

Einmal – nur einmal – hätte Regina gern getauscht. Das war am 14. August 1972, jenem Tag, als eine IL 62 der Interflug über Königs Wusterhausen, bei Berlin, abstürzte. Keiner der 156 Menschen an Bord überlebte. Die DDR-Fluggesellschaft hatte nur drei dieser Großraumpassierflugzeuge, und Regina kannte einen der Piloten, den Günter, der aus Droyßig stammte. Als sie die Nachricht hörte, schossen ihr die Gedanken wild durch den Kopf. Sie musste Erna, die Mutter des Flugkapitäns, schützen, bevor sie Gewissheit erlangte, wer die Unglücksmaschine geflogen hatte. Erna, die im Krieg ihren Mann verloren und ihre beiden Jungs allein großgezogen hatte, war herzkrank, und Günter war ihr ganzer Stolz.

»›Die Erna wird verrückt, schirmt alles ab, damit die gar nicht mitbekommt, dass das Flugzeug abgestürzt ist‹, habe ich den Nachbarn eingebläut.« Reginas Schutzmaßnahmen funktionierten. Erna arbeitete als Raumpflegerin, hatte zum Glück Mittelschicht und blieb unwissend bis zum Ende ihres Arbeitstages. Rechtzeitig rief Günter bei der Gemeindeschwester an und informierte sie, dass nicht er, sondern ein Kollege abgestürzt sei.

»Ich bin sofort runter in die Siedlung gelaufen und habe Entwarnung gegeben: ›Wenn Erna kommt, sagt ihr, es ist nicht Günter, der Günter lebt!‹ Wissen Sie, das waren Erlebnisse, da konnte ich doch nicht sagen, das interessiert mich nicht. Da bin ich eben gegangen, egal wie spät es war, ob man müde war, das ist doch selbstverständlich.« Da zu sein, wenn sie gebraucht wurde, mit Rat und Tat zur Verfügung zu stehen, ohne Wenn und Aber. Wirklich ohne Wenn und Aber? Hatte sie nie einen Gewissenskonflikt in über neunundzwanzig Jahren als Gemeindeschwester?

Regina Nowak überlegt. Es dauert eine kleine Weile, und dann sagt sie nur: »Doch«, und erzählt von Renate. Fünfzehn sei sie gewesen, noch in der Schule und schwanger. Die Eltern kamen zu Schwester Regina, waren unsicher und suchten Hilfe. Die Situation war für Regina schwierig, denn wie soll man Menschen raten, die meinen: »Raten Sie mir, aber raten Sie mir nicht ab!« Im tiefsten Inneren wollten Renates Eltern eine Abtreibung, doch sie trauten sich nicht, diesen Wunsch vor Regina offen zu äußern. Ein Baby mit fünfzehn, die Tochter noch in der Schule – wie sollte das gehen? Und vor allem: Was würden die Leute dazu sagen?

»Ich sagte: ›Überlegt es euch. Das Kind wird auch bei euch groß. Ihr seid noch nicht alt als Großeltern und könnt sie unterstützen. Andernfalls kann es passieren, dass Renate nie wieder Kinder bekommen kann.‹«

Regina bot den Eltern aber auch an, mit der Tochter zum Arzt zu gehen, falls sie sich für eine Abtreibung entscheiden sollten. Es brauchte mehrere Gespräche. Renate bekam mit fünfzehn Jahren ihr erstes Kind, lernte später einen Beruf bei der Bahn und bekam drei weitere Kinder. Zu ihr hatte die Gemeindeschwester auch später ein inniges Verhältnis. Renate war es auch, die sich um die beiden Nowak-Kinder kümmerte, wenn Vater und Mutter arbeiten mussten.

Regina und ihr Mann waren ein eingespieltes Team. »Mein Mann war Schieß- und Sprengmeister unter Tage bei der Wismut. Später, nach einem Unfall, schulte er zum Elektriker um. Er hat am Wochenende das Essen gekocht, wenn ich als Gemeindeschwester unterwegs war. Der konnte Wäsche waschen, bügeln, windeln. Er konnte alles, doch das Beste an ihm war: Er hatte zwei goldene Hände.« Regina Nowak steht auf, läuft ins andere Zimmer, um nach Fotos zu kramen, die Kinderfahrräder Marke Eigenbau, Kaufmannsladen oder Schlitten mit Rädern zeigen könnten. Sie findet sie in der Eile nicht, aber man glaubt ihr auch so. Ohne ihren Mann wäre ein geregeltes Familienleben nicht möglich gewesen. Amandus war eine Ausnahme, dessen ist sich Regina sicher.

Sechsundzwanzig Jahre war sie mit ihm glücklich. Regina zerbrach selbst daran nicht, als ihr Mann im September 1984 die Diagnose Hirntumor bekam. Sie wusste, dass sie nur noch ein Vierteljahr gemeinsam erleben würden. Alle im Ort wussten es – Patienten wie Ärzte. Sie hatten Verständnis, dass sich Reginas Arbeitszeit nach den Besuchszeiten der Jenaer Klinik richtete, in der ihr Mann lag. Kein Droyßiger murrte, wenn er in dieser Zeit mittwochs oder am Wochenende ins Nachbardorf zur Behandlung fahren musste.

Am 4. Dezember 1985 starb Amandus Nowak. Regina betäubte ihre Trauer, indem sie weiterarbeitete. Jetzt fingen ihre Patienten sie auf. 1990 stieg sie zum letzten Mal von ihrem Moped und ging in Rente.

»Ich war als Gemeindeschwester in Droyßig das Mädchen für alles, Krankenschwester, Fürsorgerin, Seelsorgerin, Telefonzentrale und Organisatorin. Das war das Besondere an meiner Arbeit. Aber wir hatten hier ein großes Wir-Gefühl«, sagt Regina über diese Zeit.

Als der Besuch sich verabschiedet, ist die Gartenstraße fertig gepflastert. Ein Arbeiter fegt akkurat mit dem Besen die letzten Sandreste zusammen und erzählt beiläufig, aber nicht ohne Stolz: »Die Straße haben wir Anwohner selbst erneuert – ohne amtliche Aufforderung und aus eigenen Mitteln. Wir wollten nicht warten, bis jemand stürzt.« Tatsächlich, das Wir-Gefühl gibt es heute noch.

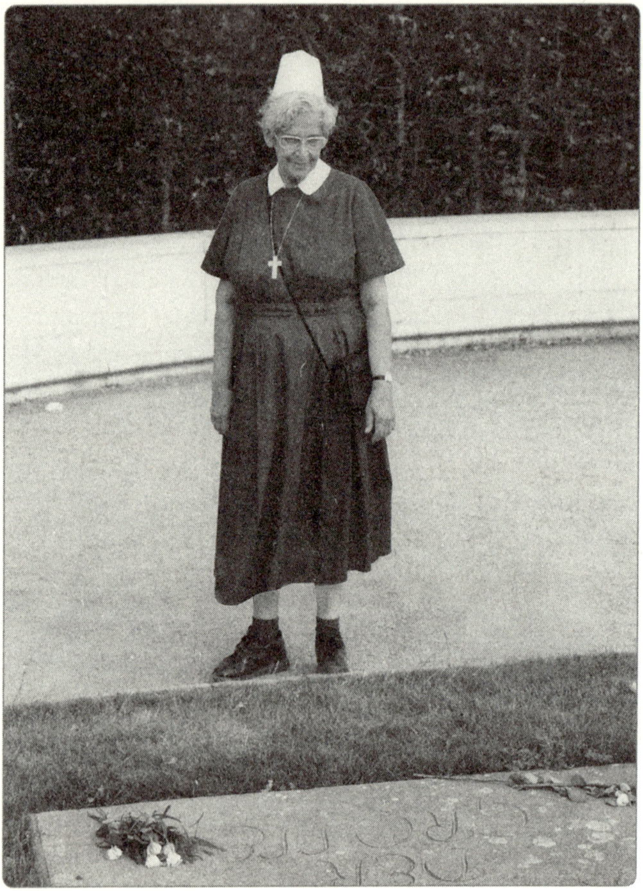

»Ich brauche meine Zeit« – drei Stunden bis zu Gott

Schwester Edith Haufe aus Dresden (Sachsen)

Sie weiß nicht mehr, in welchem Jahr es war. Sie weiß nur noch, dass es ein Weihnachtsmorgen war – der Morgen des 24. Dezember, um genau zu sein. Schwester Edith Haufe machte sich wie jeden Tag früh auf den Weg. Die Patienten warteten auf sie – wie immer. Es hatte geschneit. Dresden sah an jenem Morgen unter der weißen Decke bezaubernd aus.

Ediths Schritte knirschten im Schnee, sie ging vorsichtig. Der Hausmeister der Christianstraße 12, dort wohnte Edith, hatte noch nicht gestreut. Wie auch. Man rühmte damals den Wohnblock, das längste Haus Europas zu sein. Zehn Stockwerke hoch, vier Eingänge und rund dreihundert Meter lang. Zu viele Meter, um die Wege seiner Bewohner schon im Morgengrauen sicher zu machen. Die Straßenbahn Linie 11 schob sich fast lautlos am Haus vorbei. Der Schnee schluckte alle Geräusche. Sonst konnte Schwester Edith das Gequietsche bis hinauf in ihre Wohnung hören, die im zehnten Stockwerk lag.

An diesem Tag braucht sie die Bahn nicht. Zu Fuß kommt sie schneller ans Ziel. Edith Haufe hat den Tagesplan, wer wann wie zu pflegen ist, im Kopf. Erst sind ihre Patienten dran, dann will sie zur Kreuzkirche. Ihre schwarze Tasche mit allen Medikamenten, Verbandszeug, Bandagen und Spritzen hat sie immer dabei.

Bis die erste Christvesper um 14.15 Uhr beginnt, hat sie schon fast einen ganzen Arbeitstag hinter sich. Wegen des großen Andrangs gibt es in der Kreuzkirche zu Weihnachten zwei Gottesdienste. Edith braucht sich keine Sorgen darüber zu machen, ob sie einen Platz in der zu Weihnachten traditionell übervollen Kirche ergattert. Noch schnell ein Blick zu den Schaustellern, die gerade die Reste des Striezelmarktes abbauen, dann stemmt sie sich gegen die schwere Holztür von Eingang A der Kreuzkirche.

Dort, gleich hinter der Pforte, unter der Orgel, steht immer ihr Stuhl. Das ist der Platz der Gemeindeschwester der Kreuz-Innenstadt-Gemeinde. Schmunzelnd erzählt sie: »Mich haben viele beneidet, weil ich dort meinen Stammplatz hatte. Aber ich habe in vierzehn Jahren nur eine einzige Christvesper-Ansprache vollständig erlebt, sonst ist immer etwas passiert.«

Dicht gedrängt sitzen die Dresdner, die sich rechtzeitig auf den Weg in die Kreuzkirche gemacht haben. Die, die zu spät kommen, stehen unverdrossen in den Gängen. In der Elbestadt gehörte es damals wie heute zum guten Ton, zu Weihnachten seine Verbundenheit mit dem Kreuzchor und den alten christlichen Traditionen zu zeigen, egal, ob man religiös war oder nicht.

Aufgeregtes Gemurmel, Vorfreude auf die Weihnachtsfeiertage. Der Chor setzt ein. Versunken hört Edith dem Gesang der Kruzianer zu. Sie kennt fast alle Lieder, sie könnte mitsingen, in Gedanken tut sie es manchmal auch. Doch es ist wie jedes Jahr – irgendjemand im Publikum wird ohnmächtig. Meist ist es der Kreislauf, selten Ernsteres. Aber immer kommt Schwester Edith zum Einsatz. Es ist, als gehöre eine

Ohnmacht obligatorisch zum Programmablauf einer Christvesper.

Bemüht, Predigt oder Chor nicht zu stören, organisiert sich eine Art stiller Post Richtung Edith mit der Nachricht, dass jemand zusammengebrochen ist. Dann bahnt sich die »Solistin wider Willen« den Weg durch das Gedränge. Ein Riechfläschchen, einige Tropfen, ein kalter Umschlag – oft reicht das schon, um die Ohnmächtigen wieder ins Diesseits zu holen.

Einmal hatte es auch einen Kammersänger aus Berlin erwischt. Dank einiger kalter Umschläge von Schwester Edith kam er bald wieder zu sich. Die weihnachtliche Vesper ging mit kurzer Unterbrechung weiter.

Zwischen den beiden Christvespern liegt nur eine Stunde. Schwester Edith hat jedoch keine Zeit, sich auszuruhen – »Gott bewahre!« Gegen 19 Uhr begann jedes Jahr die »Einsam-Weihnachtsfeier«. Gemeinsam mit einer Mitarbeiterin spendete Edith meist alten, einsamen Menschen bei Kartoffelsalat und Würstchen Trost und Hoffnung. Nach den Gottesdiensten ging es zu Fuß durch den Schnee nach Hause. Dort kam sie nie vor Mitternacht an. Schwester Edith hat die Weihnachtsfeiertage als Gemeindeschwester nicht gerade als entspannend in Erinnerung.

»Wenn ich ›Glück‹ hatte, lag ein Zettel in meinem Briefkasten, dass ich heute noch dort und dort hin musste. Zweimal kam es in meiner Zeit als Gemeindeschwester vor, dass ich mitten in der Nacht noch los musste.« An den einen Notfall kann sie sich noch heute ganz genau erinnern.

»Da sollte unbedingt ein Einlauf gemacht werden. Das stand aber nicht auf dem Zettel, der in meinem Briefkasten lag. Auf einen Einlauf am Heiligen Abend war ich nicht vorbereitet und hatte auch kein Besteck dabei. Als ich dann zur Patientin kam, wurde mir gesagt, sie hätte schon seit über einer Woche keinen Stuhlgang mehr gehabt. Aber noch schlimmer war, man hatte vergessen, mir Bescheid zusagen, dass sich mein Besuch bereits erledigt hatte, denn die Patientin war inzwischen ihre Bauchschmerzen los. Sie hatte am Heiligen Abend endlich Erfolg auf dem Örtchen. Es war also ein Fehlalarm. Da kann man sich denken, dass ich ärgerlich war.«

In solchen Momenten hat Schwester Edith ihrem Ärger durchaus auch Luft gemacht, schließlich musste sie am ersten Feiertag gleich wieder um sechs Uhr in der Kreuzkirche Dienst tun. »Weihnachten ins Bett zu gehen, lohnte sich gar nicht, meist habe ich durchgearbeitet.« Das Wort »Stress« kannte sie damals noch nicht, wohl aber, was es bedeutet.

Einmal, erzählt sie, lief sie erschöpft nach einem langen Tag durch die Flure ihres Wohnblocks, die fast so lang waren wie Flugzeuglandebahnen und alle gleich aussahen. Hunderte von Wohnungen, mit blauen und orangefarbenen Türen. Schwester Edith klingelt geistesabwesend an der Wohnungstür einer Patientin und wartet, dass ihr geöffnet wird. Nichts tut sich hinter der Tür. Noch einmal klingelt sie, klopft, wartet geduldig und klingelt ein drittes Mal – wieder nichts. Ärgerlich will sie gerade gehen, als sie im letzten Moment realisiert, dass sie in dem riesigen Haus vor ihrer eigenen Wohnungstür steht statt vor der ihrer Patientin.

Die kleine Wohnung mitten im Zentrum von Dresden, dazu Neubau – was für ein Privileg für eine Diakonisse, eine Gemeindeschwester! Schwester Edith kommt ins Erzählen. Ja, der Kampf um ihre Wohnung – das war auch eine typische DDR-Geschichte.

»Also, ich wusste, dass ich raus musste aus meiner Altbauwohnung am Freiberger Platz, weil sie abgerissen werden sollte. Aber wenn ich auf dem Wohnungsamt gefragt habe: ›Wo soll ich denn hinziehen?‹, dann hatten die keine Wohnung für mich.«

Für Edith stand fest: »In so einen Altbau ziehe ich nicht wieder, das ist mir viel zu weit weg. Ich möchte eine Wohnung in der Nähe der Kreuzkirche haben. Das Diakonissenhaus, wo ich angestellt war, hatte mich als Gemeindeschwester in die Kreuz-Innenstadt-gemeinde entsandt. Ich wollte also in der Nähe wohnen, um schneller zu den Patienten kommen zu können. Das war für die damalige Staatsmacht natürlich ein unerhörtes Ansinnen. Eine kirchliche Schwester will eine Neubauwohnung? Aber ich habe darauf gedrungen und bin immer wieder auf das Wohnungsamt gegangen. Dann habe ich Gespräche geführt, auch mit Leuten vom Rathaus. Und da gab mir mal eine Angestellte vom Rat der Stadt den Tipp, ich sollte selber nach freistehenden Wohnungen Ausschau halten.«

Doch wo gab es schon in Dresden Ende der sechziger Jahre leere Wohnungen? Die Trümmer, die der Krieg hinterlassen hatte, waren zum größten Teil beseitigt. Aber deshalb gab es noch lange nicht ausreichend Wohnraum. Der Zufall meinte es gut mit der Gemeindeschwester. Eines Tages rief die Polizei in der Kanzlei der Kirchgemeinde an, weil eine Frau tödlich verunglückt war. Die Tote hatte in ihren Papieren nur eine Adresse bei sich – die von Edith, deren Patientin sie gewesen war. Glück im Unglück.

»Und da hat es bei mir gefunkt. Da dachte ich, auf diese Wohnung muss ich jetzt achtgeben. Ich bin also jede Woche auf dem Wohnungsamt gewesen und manchmal noch öfter. Erst ging da überhaupt nichts, und dann sah es so aus, als könnte es doch was werden. Ich war so glücklich, und freute mich doch zu früh.« Irgendjemand – ein Karl-Marx-Städter ohne Zuzugsgenehmigung – hatte offenbar bessere Beziehungen zum Wohnungsamt als Edith Haufe.

»Ich bin geplatzt und habe gesagt: ›Ach so muss man das machen, man muss die nötige Frechheit haben, und dann kriegt man eine Wohnung!‹ Nee, nee, nee, so nicht mit mir.« Edith verließ unverrichteter Dinge das Wohnungsamt und informierte den für sie zuständigen Chefarzt der Poliklinik am Sternplatz. Der hatte ihr angeboten, bei Schwierigkeiten zu helfen. Ob und was genau er unternommen hat, erfuhr sie nie. Möglicherweise half gar nicht er, sondern ein anderer Umstand mag weitaus größere »Schubkraft« gehabt haben. Edith hält einen Moment inne und erzählt verschmitzt: »Am darauf folgenden Sonntag waren Wahlen, und am Sonnabend vor der Wahl lag die Zuweisung für diese Wohnung in meinem Briefkasten. Ich war erst mal baff!«

Die Einraumwohnung mit Küchenzeile, Dusche, WC und Fahrstuhl war für Edith ein kleines Paradies, das nun für zehn Jahre, von 1967 bis 1977, ihr Zuhause blieb. Ihre Familie waren die Schwesternschaft und die Gemeinde, obwohl sie natürlich auch leibliche Verwandte hatte. Ihre Eltern und ihr Bruder taten sich jedoch schwer mit Ediths Entscheidung für die Diakonie. Ediths Bruder war Offizier an der Militärakademie

»Friedrich Engels« in Dresden. Eine religiös gebundene Schwester galt nicht gerade als Empfehlung für eine Militärkarriere. Erst nach der Wende fanden Bruder und Schwester Gelegenheit, sich häufiger zu besuchen.

Edith kam aus einfachen Verhältnissen. Die Eltern waren zunächst in der Landwirtschaft tätig und haben »geschweizert«. Das hieß, sie zogen von Koppel zu Koppel und molken Kühe bei einem Großbauern in Seeligstadt in der Nähe von Arnsdorf. Später pachteten sie eine kleine Wirtschaft in Großröhrsdorf, die dann in die LPG, eine landwirtschaftliche Produktionsgenossenschaft, überführt wurde.

»Also, wir haben schon gehabt, was wir brauchten. Aber wir konnten keine großen Sprünge machen. Mal in den Urlaub fahren – das gab es nie. Das ging allen in meiner Generation so. Ich bin während des Krieges in den Ferien immer bei einem Bauern in Reichenbach gewesen und habe gearbeitet. So verbrachte ich alle großen Ferien.«

Im »Pflichtjahr«, das sie nach der Schule abzuleisten hatte, half Edith auch in der Kirchengemeinde. Erst im Chor, dann fragte sie der Pfarrer eines Tages, ob sie nicht eine Junge Gemeinde gründen wolle. Ihm waren das Organisationstalent des jungen Mädchens und sein Interesse an Religion und Spiritualität aufgefallen. Edith ließ sich nicht lange bitten und hielt selbständig Kindergottesdienste ab. Es war die Zeit, als das Dritte Reich unterging. Auch Edith wurde Angst vor den Russen eingeflößt. Auch sie musste sich als alte Frau verkleiden. Doch durch Zufall war sie etwas geschützter als andere Mädchen und Frauen: »Der Kommandant, der für unseren Ort zuständig war, war ein sehr edler Mann. Das muss ich sagen. Der hatte ein Auge auf mich, aber nicht so, dass ich Angst haben musste.«

Die Zeit verging. Edith hatte sieben Jahre als Magd beim Bauern gearbeitet und wollte sich verändern. Da war sie einundzwanzig Jahre alt und hatte einen Freund. Siegfried war Verwaltungsleiter auf demselben Gut. Nicht nur er machte sich Hoffnungen auf Edith. Der Pfarrer ihrer Gemeinde setzte ebenso auf sie. Er war es, der ihr vorschlug, Diakonisse zu werden. Sie sagte ab. Er war hartnäckig und fragte ein zweites Mal. Darüber ärgerte sich Edith, und dennoch ließ sie der Gedanke nicht mehr los. Am 26. Februar 1952 traf sie in nur drei Stunden eine Entscheidung für ihr ganzes weiteres Leben.

»Das war der Geburtstag meiner Großmutter, das weiß ich noch genau. Es war nachmittags nach der Feier. Ich bin in unsere Kirche gegangen und habe dort in der Sakristei mit Gott drei Stunden gerungen, weil ich es eigentlich nicht wollte ... aber es hat mir keine Ruhe gelassen. Und nach drei Stunden hatte ich mich entschieden. Danach war ich so glücklich wie nie zuvor.«

Diese Entscheidung behielt sie zunächst für sich. Niemandem wollte sie sich anvertrauen. Sie schrieb nach Dresden und bewarb sich für die Ausbildung zur Diakonissenschwester. Weder ihre Eltern noch ihr Freund wussten davon. Eine Diakonisse, befürchtete sie, würde in den Augen der Eltern und des Bruders als absonderlich gelten. Ihre Mutter sprach drei Tage lang nicht mit ihr, als sie im November 1952 die Zulassung bekam und nach Dresden ging. Wie alle Mütter wollte sie, dass Edith den »normalen« Weg gehen, eine Wirtschaftsschule besuchen, heiraten und eine Familie gründen würde. Später akzeptierte die Mutter den eigenwilligen Weg der Tochter, erst recht, als sie sah, wie glücklich Edith war.

Diakonisse zu werden ist ein langwieriger Prozess, der sich damals über zehn Jahre von der Vorprobeschwester über die Probeschwester zur Diakonisse erstreckte. Eine harte, gute Ausbildung, während der Edith prüfen konnte, ob ihre Entscheidung für Gott die richtige war. Sie sagt noch heute, sie habe das nie infrage gestellt. Es war der einzig richtige Weg für sie. Anfang 1956 legte sie das Examen der Krankenpflegeschule ab. Sie wollte Gemeindeschwester werden, behielt diesen Wunsch aber für sich.

»Gott hat mich immer gegen meinen Willen geführt. Ich habe immer darum gebetet, aber es niemandem gesagt, dass ich mal Gemeindeschwester werden möchte, weil mich das fasziniert hat. Warum? Bei Beerdigungen war und ist es bei uns üblich, dass die Lebensläufe vorgelesen wurden. Da haben mich immer die Gemeindeschwestern besonders interessiert. Das wollte ich auch. Gemeindeschwester in einem Dorf werden, wo man alles machen muss, neben der Pflege auch Unterricht und Kindergottesdienst – eben alles.«

Ihre Gebete erfüllten sich über Umwege. Am 3. März 1963 erhielt sie mit zweiunddreißig Jahren die Diakonisseneinsegnung und wurde Gemeindeschwester der Kreuz- und der Annegemeinde in Dresden. Sie war verantwortlich für einen sehr großen Bezirk in der Stadt, in dem es noch keine staatlichen Gemeindeschwestern gab. Da sie wegen der vielen Einbahnstraßen nicht gern Moped fuhr und ihr Fahrrad irgendwann gestohlen wurde, nutzte sie lieber die Straßenbahn für ihre Hausbesuche. Sie besaß eine Monatskarte, deren Kosten von fünfzehn Mark zur Hälfte die Kirchengemeinde übernahm. Dazu gab es Verpflegungs- und Taschengeld.

»Ein Gehalt, wie es bei den staatlichen Schwestern üblich war, hatten wir nicht. Der Vertrag zwischen dem Diakonissenhaus und der Kirchgemeinde regelte den finanziellen Ausgleich. Das war bei allen Diakonissen so.«

Ihre Aufträge bekam sie von mehreren Polikliniken und kleineren Ambulanzen, mit denen sie regelmäßig in Kontakt stand. Jeden Tag ging sie in die Kanzlei der Kreuz-Innenstadt-Gemeinde in der Freiberger Straße. Dort wurden in ihrem Fach Aufträge für Hausbesuche und die Adressen von Pflegefällen hinterlegt. Ein Telefon bekam Schwester Edith jedoch nicht. »In all den Jahren meiner Tätigkeit stand in jeder Ausgabe des Kirchengemeindeblatts mein Name und meine Adresse. Das genügte, um mich zu finden. Ich war in meinem Bezirk bekannt.«

Ein Anruf von Patienten oder deren Angehörigen in der Kanzlei der Gemeinde oder ein Zettel in ihrem Briefkasten reichten aus, und Edith kam zu ihnen ins Haus. Manchmal kam es vor, dass Schwester Edith den ganzen Tag nur in ihrem Wohnblock unterwegs. Es sprach sich schnell herum, wer sie war. Sie kannte das soziale Umfeld der Menschen, organisierte Medikamente und kontinuierliche Pflege durch Angehörige der Patienten, wenn es möglich war.

Schwester Edith lächelt verschmitzt, legt ihre Hände in den Schoß und sagt versonnen: »Ich bin überall hingegangen und auch überall reingekommen: ins Wohnungsamt oder zu Behörden im Rat der Stadt.« Dann wartete sie einen winzigen Moment und fügt hinzu: »Nur nicht in Parteiversammlungen, das wollte ich auch gar nicht.«

Die Schwester pflegte ohne Ansehen der Person jeden Menschen – egal ob Protestant, Katholik oder Atheist, ob arm oder reich. Auch damals gab es verwahrloste Menschen, die sich selbst aufgegeben hatten. Nicht so viele wie heute, aber es gab sie. Dass Edith Haufe sich um die Außenseiter sorgte, war für sie selbstverständlich. Sie sah, wer Hilfe brauchte, und ging auch ohne »Auftrag« zu den Patienten. Sie machte Betten, wusch die Kranken, begutachtete Wunden und spritzte Insulin. Sie konnte sehr energisch werden, wenn es sein musste: »Wenn jemand sich gehen ließ, weil er nicht mehr konnte, habe ich ihn dazu gebracht, sich helfen zu lassen. Manchmal habe ich ihm selbst am Waschbecken die Haare gewaschen, Nägel geschnitten oder geschwollene Beine bandagiert.« Wenn sie die pflegerischen Aufgaben erledigt hatte, setzte sie sich ans Bett und betete gemeinsam mit den Kranken. Sie nahm sich Zeit, hörte zu und zitierte aus dem Kopf Bibelverse, die den Patienten Zuspruch und Zuversicht vermittelten. »Ich habe einfach Zeugnis von meinem Glauben gegeben.« Punkt, mehr gebe es dazu nicht zu erzählen.

Sie streicht das weiße, kurzgeschnittene Haar aus dem Gesicht. Ihr Blick wandert durch das Wohnzimmer, das bis unter die Decke mit Erinnerungsstücken und Büchern angefüllt ist. Immer wieder glätten ihre weichen Hände vermeintliche Falten des blauen Schwesternkostüms, und sie sagt in ihrer ruhigen, aber dennoch bestimmten Art:

»Ich war immer ein Mensch, der selbständig gedacht und gehandelt hat. Meine Selbständigkeit hat mir geholfen und mich geformt. Als ich 1977 wieder ins Mutterhaus gerufen wurde, hatte ich daran zu kauen. Das war ja in früheren Zeiten anders, als es jetzt ist. Die Regeln der Gemeinschaft waren früher strenger als heute.«

Edith wäre gern weiter Gemeindeschwester geblieben. Aber sie wurde im Diakonissenhaus gebraucht. Nach vierzehn Jahren gab Edith Haufe ihre Selbständigkeit und ihre Wohnung mitten im Zentrum von Dresden auf und zog wieder ins Schwesternheim der Diakonissenanstalt. Ihr ausgeprägtes Pflichtbewusstsein, alle Aufgaben zu erfüllen, die an sie gestellt wurden, siegte über eigene Wünsche.

Edith Haufe ist eine Mischung aus Tradition und Moderne, sie weiß Überraschendes aus ihrem scheinbar so vorbestimmten Leben zu erzählen. Anfangs wusste sie diese Vorzüge gar nicht zu schätzen. Sie wurde im Diakonissenhaus mit einer Aufgabe betraut, von der sich später herausstellte, dass sie für sie »maßgeschneidert« war. Sie wurde sozusagen Public-Relations-Managerin der Diakonissenanstalt Dresden und übernahm dazu das gesamte Archiv. Schwester Edith formuliert es bescheidener: »Ich habe Führungen im Haus gemacht, Vorträge über Gemeinden gehalten und war Kontaktperson zu Mitarbeitern der Kathe-drale von Coventry. Diese Gemeinde hat uns noch vor der Wende geholfen, einen Teil des im Krieg zerstörten Krankenhauses wieder aufzubauen.« Dennoch: Der Stolz auf ihre Leistungen schwingt im Hintergrund und ganz leise in Ediths Worten mit. Mit sechsundvierzig Jahren fing Edith noch einmal an, Englisch zu lernen. Nach einem Jahr war sie so weit, dass sie Besucher aus Großbritannien oder den USA in deren Muttersprache durch die Diakonissenanstalt führte. Ihr Fleiß und Engagement sollten sich später ganz besonders auszahlen.

1986 plante die BBC London eine große Live-Übertragung eines Singgottesdienstes, der gleichzeitig in Coventry und Dresden stattfinden sollte. Beide waren seit langem Partnerstädte. Beide Städte verband das Schicksal der Zerstörung. Deutsche Bomben vernichteten 1940 die Kathedrale von Coventry, dann ließen amerikanische und englische Flugzeuge Dresden in der Nacht zum 13. Februar 1945 in einem Flammenmeer aufgehen.

Schwester Edith kam bei dem Gottesdienst eine überaus wichtige Rolle zu. Eine BBC-Redakteurin fragte sie bei einem Besuch in der Elbestadt kurz entschlossen, ob sie, ja, genau sie, Schwester Edith, für diese Fernsehsendung nicht in Coventry das Versöhnungsgebet in Englisch abhalten könne.

Edith war verblüfft: »Liebend gern, aber das ist viel zu spät. Ich gehöre nicht zu den Reisekadern.« Mit dem gängigen ostdeutschen Begriff »Reisekader« konnte die Journalistin natürlich nichts anfangen. Edith mühte sich ihr zu erklären, dass sie keinen Dienstpass habe. Allein die Beantragung dauere mindestens zwölf Wochen. Die Live-Übertragung sollte aber bereits drei Wochen später stattfinden. Die Journalistin ließ nicht locker. Schwester Edith verkürzt die lange Erzählung, wie das kleine Wunder geschah.

Sie bekam in sensationell kurzer Zeit ihre erste Dienstreise ins nichtsozialistische Ausland genehmigt. Nicht mit dem Flugzeug, sondern per Zug und Schiff sollte sie auf große Fahrt gehen. Als wäre nicht das schon Aufregung genug für die ungeübte Westreisende, setzte eine Bitte der BBC allem noch die Krone auf.

»Ich sollte von der zerstörten Frauenkirche einen Sandstein mit nach Coventry bringen.« Edith umreißt mit ihren Händen die Größe des Steins. Sie wehrte sich vergeblich gegen diese Aktion. Mit dem echten Sandstein von der Frauenkirche in ihrer Reisetasche fuhr sie mit dem Zug von Dresden nach Berlin. Sie passierte die Grenze an der Berliner Friedrichstraße und stieg um in das nächste Abenteuer. Der Zug nach Hoek of Holland hatte große Verspätung, was Edith in Bedrängnis brachte. Würde das Schiff nach Harwich in England auf sie warten? Wie sollte sie so schnell mit dem Sandsteinquader im Gepäck dort hinkommen? Sie kam mit einer Schweizerin ins Gespräch. Das Schiff wartete zum Glück auf die Verspäteten, und die Schweizerin und Edith trugen gemeinsam die Reisetasche mit der wertvollen Fracht bis zu den Einreiseschaltern am Hafen. Dort musste Edith noch eine Entscheidung fällen. An der Passkontrolle gab es drei Schalter für die Einreise: für Bürger der »USA«, »Europas« und »anderer Staaten«. Nun, Edith kam aus der DDR, die in Europa lag. Also stellte sie sich dort mit der Schweizerin in die Schlange. Von wegen! Die DDR gehörte damals zum »Rest« der Welt.

Wenn die Diakonisse heute über diese Erlebnisse erzählt, lacht sie und sagt: »Ich wusste, was deren Bild von der DDR war – es war ein Feindbild.« Den Beigeschmack dieses Erlebnisses hat sie schnell vergessen. Das, was vor ihr lag, war viel zu aufregend. In Coventry wurde Schwester Edith sehr herzlich von ihrer Gastfamilie aufgenommen, bei der sie mehrere Tage wohnte. Niemand gab ihr das Gefühl, aus dem »Rest« der Welt zu kommen. Im Gegenteil. In der Live-Fernsehsendung übergab sie den Sandsteinblock von der Frauenkirche. Doch nicht nur das, sie sprach in der Sendung auf Englisch auch die Coventry-Litanei – die »Songs of Praise«. Edith Haufe war stolz, ihre Gemeinde und ihr Land würdig vertreten, zur Versöhnung zwischen Deutschen und Engländern beigetragen zu haben.

Sie wurde in den nächsten Jahren immer wieder nach Coventry eingeladen. 1988 wurde die ehemalige Gemeindeschwester sogar als »Companion« der Kathedrale von Coventry geehrt. Rasch holt sie eine lilafarbene Robe aus ihrem Kleiderschrank, ein Zeugnis enger Verbundenheit der Förderer der Nagelkreuzgemeinschaft. Sie zeigt das Cape und meint: »Gott hat alles gut gemacht. Er hat meine Gebete erhört, nicht immer so, wie ich es mir gedacht hatte, aber immer so, wie es gut für mich war.«

Eigentlich wollte Edith Haufe doch nur Gemeindeschwester in einem Dorf werden. Stattdessen wurde sie heimliche »Außenministerin« der Diakonissenanstalt Dresden.

Nach der Wende reiste sie zweimal nach Tansania. Sie war bereits zweiundsiebzig Jahre alt, als sie noch einmal eine Schwesternschaft am Fuße des Kilimandscharo besuchte.

Nicht erst seit jener Zeit erhält Edith viel Post. Einen Computer besitzt sie nicht, doch noch vor einem Jahr wollte sie unbedingt lernen, wie man mit dem Gerät umgeht und wie man E-Mails schreibt, um sich schneller mit Menschen in aller Welt austauschen zu können. Diesen Wunsch hat sie mittlerweile aufgegeben, nicht jedoch die Verbindungen in alle Welt.

Schwester Edith ist nun achtundsiebzig Jahre alt. Wer ihre Lebensgeschichte hört, meint, sie habe mehrere Leben in einem geführt. Und wer glaubt, sie sei ruhiger geworden, der irrt. Einen Termin mit ihr zu vereinbaren, bedeutet, lange im Voraus zu planen, denn immer noch ist ihr Kalender seitenweise gefüllt: Senioren-Englisch, um die Sprache wachzuhalten, Gymnastik, damit die Gelenke geschmeidig bleiben, Andachten für die Gemeinschaft vorbereiten, Konzerte besuchen, das Archiv der Diakonissenanstalt abschließend übergeben und manchmal ein Arztbesuch. Eigentlich ist Schwester Edith Haufe immer ausgebucht.

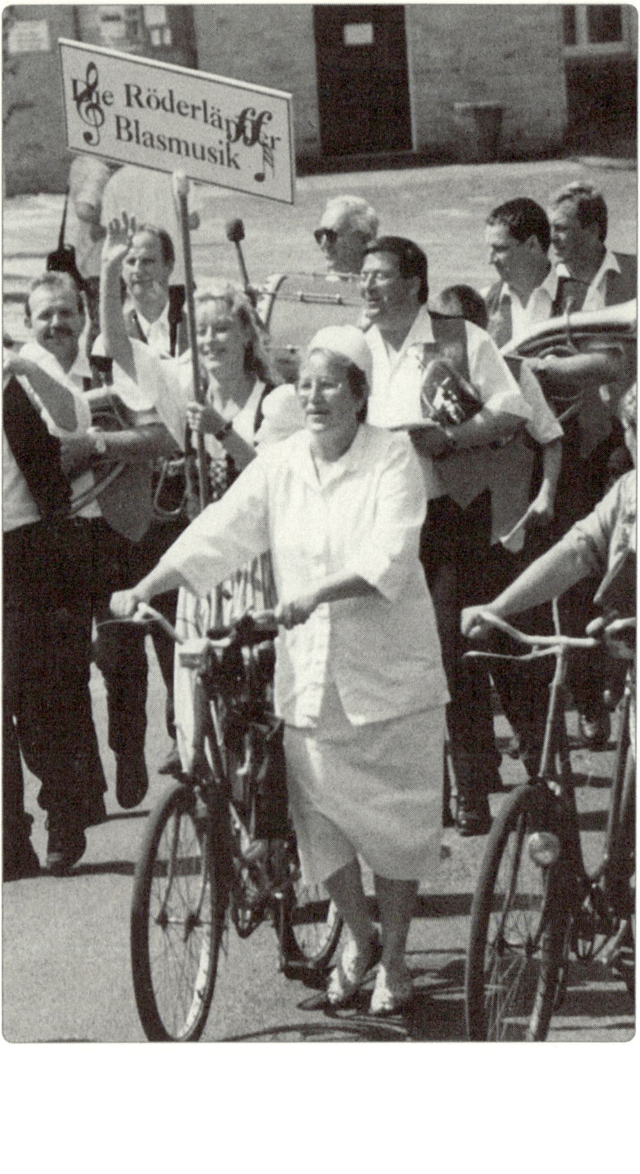
Blasmusik

Schwesterherz: »Ran an die Arbeit!«

Schwester Hannelore Wiedemann aus Kraupa (Brandenburg)

Ein großes Foto liegt vor Hannelore Wiedemann auf dem Tisch. Es mag vier oder fünf Jahre her sein, dass diese Aufnahme entstand. Sie zeigt einen Festumzug, der jeden Sommer in Kraupa stattfindet. Vorneweg läuft der »Ausklingler«, direkt dahinter die Gemeindeschwester, und ihr folgt die Blaskapelle des Ortes.

»Ausklingler«, so nannte man denjenigen, der mit einer Glocke die neuesten Bekanntmachungen in Kraupa zu verkünden hatte. Auf diese Weise wurde noch bis in die achtziger Jahre Amtliches unter die Leute gebracht. Dieses Amt war höchstwichtig im Ort, genau wie das der Gemeindeschwester. Heute lärmt der Ausklingler nur noch zum Spaß auf Volksfesten. Im Alltag hat er genauso ausgedient wie die Gemeindeschwester.

Hannelore Wiedemann nimmt das Foto in die Hand und lacht so, wie sie es immer tut – laut und aus vollem Herzen. Sich selbst zu betrachten in weißer Tracht, Haube und mit einem roten Fahrrad weckt Erinnerungen. Hannelore Wiedemann ist eine, deren offene Art für sie einnimmt, bei der man vom ersten Augenblick an weiß, dass sie zupacken kann, ohne viel Gewese darum zu machen.

»In mir ist immer ein Teil Gemeindeschwester geblieben«, sagt sie nachdenklich. Es sei ein schönes Leben gewesen, ganz und gar nicht aus Zuckerwatte, bewahre! – Das nun wirklich nicht.

Neunzehn Jahre lang war Hannelore Gemeindeschwester, und die Entscheidung dazu hatte sie aus dem Bauch heraus getroffen, ohne zu wissen, was sie erwartete.

Hannelore Wiedemann nimmt das Foto und bringt es zur Vitrine am Fenster ihres Wohnzimmers. Dort stehen hinter Glas, eingerahmt von Passepartouts, mehrere Bilder von Familienangehörigen. Hochzeitsfotos: Hannelore mit ihrem ersten und Hannelore mit ihrem zweiten Mann, ihre Söhne, Eltern und Großeltern. Ein Familienleben in der Retrospektive. Bevor sich Hannelore Wiedemann wieder an den Tisch setzt, erzählt sie ganz beiläufig: »Eigentlich wollte ich Fotografin werden. Irgendwann früher habe ich mal Fotos von Island und England gesehen. Die Landschaften haben mich fasziniert.« Diesen Traum bewahre sie immer noch wie einen Schatz. »Ich war immer extrem – schon als Kind«, sagt die heute 65-Jährige. Sie habe eine schöne Kindheit gehabt. In der Schule wäre sie eher mittelmäßig gewesen, Probleme gab es wohl mit der Rechtschreibung. Ihr Vater habe darauf bestanden, dass sie die Schule ordentlich abschloss.

»Meine Mutter war Hausfrau, sie hatte wenig Zeit für mich. Mein Vater arbeitete als Ingenieur und Feuerwerker – so nannte man die Bombenentschäfer der MUNA.« Die Anlage in Hohenleipisch wurde ab 1936 von der Deutschen Wehrmacht als Munitionsanstalt betrieben. Als sie ihren Großvater einmal fragte, was Krieg bedeutet, gab er ihr eine Antwort, die sie nicht vergessen hat. »Der eine hat Stahl, ein anderer das Erz, der Dritte eine Fabrik. Und dann kommt einer und will alles.« Der Großvater war schon zur Nazizeit ein Roter gewesen und zudem gesegnet mit vielen Talenten. Er konnte dichten und singen, und er liebte Opern. Hannelore verbrachte fast jeden Tag bei ihm. Sie hielt seine Wohnung sauber und konnte mit ihm über alles reden.

Bereits mit fünfzehn fährt sie allein nach Berlin, um Aufführungen in der Staatsoper Unter den Linden zu sehen. Welche Vorstellung am 13. August 1961 gegeben wurde, daran erinnert sie sich heute nicht mehr. Wie auch! Sie weiß nur noch, dass sie am 12. August ihre Ferien, die sie immer in Berlin-Tegel bei ihrer Tante verlebt, unterbricht. Sie fährt an jenem Samstag nach Hause, um ihr Konfirmationskleid zu holen, denn am Sonntag sollte es zusammen mit Freunden in die Oper gehen. Doch dazu kommt es nicht mehr. Ein weltgeschichtliches Ereignis durchkreuzt ihre Pläne, die Familie wird durch die Mauer getrennt.

Hannelore ist zu diesem Zeitpunkt siebzehn Jahre alt. Durch einen Zufall hatte sie zwei Jahre zuvor eine Lehre gefunden, die ihr Spaß machte. Ihr Großvater lag nach einem Unfall im Krankenhaus Lauchhammer. Um ihn zu besuchen, musste sie auf dem Weg zur Klinik an großen Plakaten vorbei, auf denen stand: »Werde Krankenschwester, hilf den Menschen!«

Diese einfache Botschaft kommt bei dem Mädchen an. Von 1959 bis 1962 lernt sie Hilfsschwester. Das ist erst der Anfang, die junge Frau will beruflich vorankommen. Dafür nimmt sie in Kauf, dass jeden Morgen um vier Uhr der Wecker klingelt. Eine halbe Stunde später sitzt sie auf dem Fahrrad und fährt sommers wie winters nach Kahla. Von dort geht es mit dem Zug nach Lauchhammer West und anschließend mit dem Bus nach Lauchhammer Ost. Die Frühschicht beginnt um sechs Uhr. Abends braucht sie wieder zwei Stunden für den Heimweg. Neun Jahre wird sie im Krankenhaus Lauchhammer arbeiten, nebenher zwei Jahre an fast jedem Wochenende nach Cottbus zur Abendschule fahren, um sich auf das Examen als »Vollschwester« und Krippenerzieherin vorzubereiten.

Mit einundzwanzig hat sie dieses Ziel erreicht, ist verheiratet und Mutter eines Sohnes. Ein straffes Programm. Bernd, ihr Mann, ist Facharbeiter für Betriebs-, Mess-, Steuer- und Regelungstechnik. Nach der Arbeit macht er noch Tanzmusik in der Bergmannskapelle Plessa. Der gutaussehende Typ mit seiner Trompete hatte es Hannelore schon mit fünfzehn angetan. Als er danach auch noch ihre Examensarbeit ins Reine schrieb und abtippte, wusste sie erst recht, dass er der Mann fürs Leben war. »Wir waren gleichaltrig. Er wusste von Anfang an, dass bei mir der Beruf an erster Stelle steht. Das war meine Bedingung, und er hat das akzeptiert. Wir hatten beide unsere Freiräume. Wenn ich zur Schicht war, hat er alles gemacht. Einmal kam ich vom Dienst nach Hause und war total überrascht, dass er gewischt hatte. Der Fußboden war nass, und mein Mann hatte eine Wäscheklammer auf der Nase. Der kleine Sohn schrie und strampelte im Waschbecken. Mein Mann erklärte mir: ›Dein Sohn hat gebrochen, da habe ich gleich alles eingeweicht.‹ Als ich ›mein‹ protestierendes Kind samt Wäsche aus dem Becken hob, merkte ich, dass mein Mann ihn aus Versehen in kaltes Wasser gesteckt hatte. Er war völlig überfordert.«

Der Drei-Schicht-Betrieb im Krankenhaus von Lauchhammer war für die junge Mutter nicht leicht zu verkraften. Wenn sie für die Frühschicht eingeteilt war, die morgens um sechs Uhr begann, mussten ihr Mann oder ihre Mutter den Kleinen in die Krippe bringen. Anfangs gab es für ihn noch keinen Platz in einer Kindereinrichtung. Mit Unterstützung ihrer Familie gelang es Hannelore dennoch, ihren Beruf weiter auszuüben.

Das änderte sich, als 1970 ihr zweiter Sohn geboren wurde. Sie blieb zunächst zu Hause und kümmerte sich um die Kinder. Sie hätte die Möglichkeit nutzen können, sich unbezahlt für drei Jahre von der Arbeit freistellen zu lassen, der Arbeitsplatz im Krankenhaus wäre ihr erhalten geblieben. Doch Hannelore war von Anfang an klar, dass dies keine Lösung für sie war. Sie wollte in ihrem Beruf bleiben, zum einen wegen der Freude daran, aber sicher auch, weil die Familie ihren Verdienst brauchte. Nur Schichtarbeit mit zwei kleinen Kindern, das war auch für die robuste Hannelore zu viel. Sie wollte für die beiden da sein, erleben, wie sie aufwachsen, und nicht nur ständig im fliegenden Wechsel mit ihrem Mann den Haushalt organisieren. 1971 kam ihr ein Stellenangebot gerade recht.

Ohne viel darüber nachzudenken, nahm sie es an und wurde Gemeindeschwester in Kraupa-Dreska. Sie sah vor allem die Vorteile für ihre Familie und die Möglichkeit für sich, Neues ausprobieren zu könnn. Die Gemeinde hatte damals ungefähr zweitausend Einwohner.

»Ich bin ins kalte Wasser gesprungen. Ich wusste nicht, was mich erwartet. Dass dieser Schritt für mich aber richtig war, daran habe ich nie gezweifelt.« Hannelore genoss es besonders, dass sie nun eigenständig über ihren Tagesablauf bestimmen konnte. Sie entschied jeden Tag neu und nach den Bedürfnissen ihrer Patienten, was zu tun war.

»Wenn jemand von meinen alten Leutchen gerade aus dem Krankenhaus entlassen wurde, bin ich natürlich gleich am nächsten Tag hin und habe nachgesehen, ob ausreichend Medikamente da waren. Na, und ob sie die auch einnahmen. Es gab ja auch ›Spezialisten‹, die taten so als ob. Und wenn ich dann mal bei ihnen saubermachte, dann fand ich die Tabletten unter der Matratze, unterm Bett oder verbuddelt im Nachtschrank. Mit der Zeit kommt man denen aber auf die Schliche.«

Hannelore Wiedemann notierte in ihrem »Tagebuch für Gemeindeschwestern« nur besondere Vorkommnisse, ansonsten kreuzte sie in der entsprechenden Tabelle dieses Nachweisheftes an, welche Arbeiten sie erledigt hatte. Bei der Pflege war sie oft auch auf die Angehörigen der Patienten angewiesen, denen sie erklärte, wie zum Beispiel ein Kranker im Bett zu lagern ist, ohne dass er wund wurde. »Es kam ja auch öfter vor, dass jemand ein offenes Bein hatte, dann habe ich die Wundränder meistens allein behandelt, gesäubert und beschnitten, ohne dass die Ärztin oder der Arzt mir das sagen musste. Das Gefühl, allein für etwas verantwortlich zu sein, das war es sicherlich, was mich am meisten an dem Beruf gereizt hat.«

Nur eines änderte sich gegenüber der Arbeit im Krankenhaus nicht. Auch als Gemeindeschwester hatte sie – wenn auch unregelmäßig – Schichtarbeit zu leisten. Sie war, wenn es sein musste, Tag und Nacht im Einsatz für die Patienten. Manchmal konnten sich Bernd und Hannelore Wiedemann nur per Zettel abstimmen, wann wer was zu erledigen hatte. Es klappte, aber auch nicht immer reibungslos.

Wenn sie ihre Hausbesuche bei den Patienten machte, waren ihre Söhne Ralph und Olaf am Nachmittag oft allein. Einmal kam Hannelore Wiedemann nach Hause, da guckte ihr Sohn Ralph bereits aus dem Fenster ihrer Neubauwohnung im Erdgeschoss. Er konnte es kaum erwarten, dass seine Mutter an der Wohnungstür ankam. »Komisch«, dachte sie, »der Junge ist aber heute blass.« Als er vor ihr stand, sah sie, dass er sich gepudert hatte – mit ATA-Scheuersand.

»Meine Jungs waren von klein auf sehr selbständig. Das mussten sie auch sein, denn wenn ich nachmittags zur Mütterberatung ging oder noch Hausbesuche machte, liefen sie nach dem Hort allein nach Hause oder blieben auf dem Spielplatz, bis mein Mann nach Hause kam.« Größere Katastrophen blieben zum Glück aus.

»Bei uns stand im Flur immer auch ein Notfallkoffer mit den wichtigsten Medikamenten und Instrumenten. Die Kinder wussten, dass sie niemals daran gehen durften. Auf meine Jungs konnte ich mich verlassen. Sie haben sich immer an dieses Verbot gehalten. Heute würde mir dafür wahrscheinlich Gefängnis drohen.«

»Montags«, erinnert sich Hannelore, »hatten wir in Kraupa immer bis 20.30 Uhr Sprechstunde, sogar am Rosenmontag. Ich hatte an diesem Tag also keine Zeit mehr, nach Hause zu gehen, und ein Kostüm hatte ich eigentlich auch nicht. Aber zum Fasching wollte ich unbedingt, denn mein Mann spielte dort mit seiner Kapelle. Ich borgte mir eine blonde Perücke, einen engen Rock und eine rote Bluse von meiner Kollegin und setzte mich gleich vorn an den Eingang der Kneipe. Der Abend verging, die Leute tanzten, und mein Mann musste irgendwann mal zur Toilette. Er ging direkt an mir vorbei. Erst als ich mich vor Lachen kaum noch halten konnte, erkannte er mich an meinem ›Schiefbiss‹. Wir haben dann die Nacht durchgemacht. Am Morgen standen wir aber wieder pünktlich auf der Matte. Dienst ist Dienst und Schnaps ist Schnaps, so sagt man bei uns.«

Das Familienbudget reichte hinten und vorn nicht, besonders als Bernd seinen Wehrdienst bei der NVA abzuleisten hatte. Hannelore kam aus einfachen Verhältnissen. Da ist man gezwungen, sparsam zu leben. Materielle Reichtümer spielten für sie nie eine besondere Rolle. Als jedoch das Geld für eine neue Lichtmaschine vom Motorrad nicht reichte, wäre sie fast verzweifelt. Das Motorrad brauchte ihr Mann, um von der Arbeit schneller nach Hause zu kommen. Material und Ersatzteile waren in der DDR immer Engpässe. Man musste »beweglich« sein. Doch um mit einem Kasten Radeberger Bier einen Verkäufer zu schmieren, dafür fehlten einfach das Geld und die Beziehungen.

»Geld zu borgen empfand ich als Schande. Das kam für uns nie mehr infrage, seit mich meine Schwiegermutter einmal abblitzen ließ. Nie wieder Schulden machen, das habe ich mir damals geschworen. Deshalb haben wir immer auch noch nebenbei gearbeitet. An Wochenenden wechselten wir uns mit einem andern Ehepaar in einer Gaststätte beim Bierausschank ab. Mein Mann machte Musik, und später reparierte er auch Autos und installierte Heizungen.«

Als die Familie endlich das Geld für eine Waschmaschine zusammengespart hatte, wurden Hannelores Eltern mit eingespannt, um sich drei Tage und Nächte lang vor dem Laden abwechselnd anzustellen, damit sie eine Maschine ergattern konnten. »Man kann sich das heute kaum noch vorstellen. Auch nicht die Freude, die wir empfanden, als wieder ein Stück mehr unseren Haushalt komplettiert hat. Wir waren sehr stolz auf jede neue Errungenschaft, die wir uns erarbeitet hatten. Und mit dieser Wertschätzung haben wir auch unsere Söhne erzogen. Sie kannten es gar nicht anders.«

Wenn sie von ihrer Beziehung zu ihrem ersten Mann spricht, wird spürbar, wie sich mit den Jahren jugendliche Verliebtheit in tiefes Verständnis gewandelt hatte. Das ging nicht von selbst. Beide waren erfahren genug, ihre Möglichkeiten, aber auch die Grenzen, die ihre Ehe unter großen beruflichen Belastungen aushalten muste, ziemlich genau zu kennen. Natürlich erlebten sie die typischen Szenen einer Ehe, die Kämpfe um Rücksicht und Respekt. Sie seien manchmal sauer aufeinander gewesen, wegen alltäglicher Nichtigkeiten. »Aber die Basis hat bei uns immer gestimmt, außerdem haben wir beide immer viel gearbeitet, da blieb gar keine Zeit, um Blödsinn zu machen.«

Sie erinnert sich an einen Weihnachtsabend, an dem es ihrem Mann fast zu viel geworden wäre. »Ich bin gerade dabei die Weihnachtsgans vorzubereiten, da klingelt es. Ich gehe zum Telefon, eine Patientin hat sich in den Daumen gesäbelt und blutet wie verrückt. Also bin ich los und habe den Daumen verbunden. Wieder zu Hause angekommen, klingelt es erneut –

diesmal an der Tür. ›Hannelore, wir wollten dir nur noch ein kleines Geschenk vorbeibringen, freust du dich?‹ Na klar, aber nicht lange, denn gleich geht wieder das Telefon: ›Schwester Hannelore, haben Sie mal Fieberzäpfchen, meine Kleine hat so hohes Fieber und roten Ausschlag.‹ ›Wie hoch? … Gut, ich komme!‹ So ging das den ganzen Tag bis zum Abend. Irgendwann platzte meinem Mann der Kragen: ›Wenn es jetzt noch einmal klingelt, dann bekommst du einen Weihnachtsbaum und eine Flasche Wein in die Hand und kannst woanders feiern.‹« Sie stützt ihre Arme auf und sagt fröhlich: »Ich bin besessen. Gemeindeschwester zu sein ist wie lieben. Du musst dich ganz und gar darauf einlassen.«

Diesen Beruf in seiner ganzen Vielfalt auszuüben, hieß in der Konsequenz, das Leben nicht nur zu berühren, sondern das Leben anzufassen und zuzupacken, wenn es zu vergehen drohte.

Die brenzligen Situationen kommen Hannelore Wiedemann schneller wieder in den Sinn als die urkomischen, die brauchen länger. Es ist der 31. Dezember, nachmittags, gegen fünf Uhr. Hannelore hat alle Patienten versorgt. Sie ist durchgefroren, will jetzt endlich in die Badewanne, entspannen für die Silvesterparty. Darauf freut sie sich schon tagelang. Den Badeofen hat ihr Mann ordentlich vorgeheizt. Sie gibt einen großen Schluck »Badusan« ins Wasser, so viel, dass der Schaum fast über den Wannenrand quillt. Dann steigt sie in die Wanne, genießt das warme Wasser und die duftende »Gischt« um sich herum. Sie schließt die Augen und denkt: »Wieder ist ein Jahr vorbei, eigentlich war es gut.« Ihre Gedanken werden schlagartig unterbrochen.

Ein Nachbar steht an der Badezimmertür, völlig außer sich und schreit: »Komm schnell, meiner Frau ist der Fön in die Badewanne gefallen.« Dass in der Wanne auch noch seine kleine Tochter saß, das vergisst er in seiner Panik zu sagen.

Hannelore springt wie elektrisiert auf, zieht sich tropfnass Slip und Dederon-Kittelschürze über. Sie rennt in Pantoffeln bei Minusgraden quer über den Hof ins Nachbarhaus, nimmt zwei Stufen auf einmal bis in den dritten Stock. »Als ich in der Wohnung ankomme, steht die Oma der Familie im Flur und schüttelt das kleine Mädchen wie einen Milchshake immer rauf und runter, rauf und runter. Zum Glück hatte es sofort einen Kurzschluss gegeben, als der Fön ins Wasser gefallen war. Doch das Mädchen war bewusstlos und atmete nicht mehr. Ich habe die Kleine sofort wiederbelebt und Herzdruckmassagen gemacht. So lange, bis der Krankenwagen kam. Da steht doch der Sanitäter in der Tür und sagt: ›Also weeßte, Hannelore, wir haben dich ja schon in allen möglichen Aufzügen gesehen, aber so noch nicht.‹ Im Gegenlicht konnte er mich in praller Schönheit sehen. Ich hatte in der Eile nicht mal alle Knöpfe meiner Schürze zugeknöpft. Aber das Mädchen haben wir gerettet.«

Um in gefährlichen Situationen einen klaren Kopf zu bewahren, musste jede Gemeindeschwester einmal im Monat Einsätze auf einem Rettungswagen mitfahren, meistens nachts. Das trainierte die Fähigkeiten der ständig wechselnden Besatzungen. Dennoch kannte jeder jeden, ob Arzt, Sanitäter oder Krankenschwester, das schweißte zusammen. Das war Teamarbeit auf Augenhöhe.

»Ich habe sogar intubieren gelernt, weil unsere Ärzte im Krankenhaus meinten, in Notsituationen müssen auch die Schwestern in der Lage sein, zu reagieren. Ich durfte als Gemeindeschwester alles. Und was dürfen die Krankenschwestern heute?« Die Frage bleibt unbeantwortet im Raum stehen. »Manchmal kam es vor«, erzählt die Gemeindeschwester, »dass die Leute gleich die 115 anriefen, das war die offizielle Notfallnummer. Und sie bestanden darauf, dass sofort der Krankenwagen zu ihnen kommen sollte. In der Zentrale fragten sie dann erst einmal die Patienten aus meinem Einzugsgebiet: ›Haben Sie schon Schwester Hannelore informiert?‹ Wenn nicht, ist der Rettungswagen gar nicht erst losgefahren.«

Das klingt ein wenig übertrieben, und doch mag man ihr glauben. Hannelore war eine Instanz, nicht von Amts wegen. Diese Instanz war harte Arbeit, aus der irgendwann Vertrauen wuchs.

In Kraupa war es nichts Ungewöhnliches, dass Patientinnen im Vorbeigehen von der anderen Straßenseite zu ihr herüberriefen: »Hannelore, schreib mir mal die rosa Pillen auf und bring sie am besten gleich mit, du weißt schon welche.« Klar wusste die Gemeindeschwester, welche rosa Pillen gemeint waren, obwohl es wirklich nicht nur eine Sorte rosa Pillen in der DDR gab. Klar auch, dass Hannelore die Antibabypille, die im Osten »Wunschkindpille« hieß, für die Frauen besorgte. »Besser so, als ein unerwünschter Verkehrsunfall«, kommentiert sie heute die Art des Umgangs miteinander.

Seit 1974 war sie Gemeinderatsmitglied, entschied also über Haushalt, Straßenbau und Modernisierung von Kindergarten und Kinderkrippe im Ort mit. Ihre Stimme galt, und mancher Verantwortungsträger wagte nicht, ihr zu widersprechen. Wenn sie einmal loslegte, war sie nicht zu bremsen. Das Temperament ging häufig mit ihr durch.

Einmal – mitten im Hochsommer, an das Jahr kann sich Hannelore Wiedemann nicht mehr erinnern – sollte eine Straße neu gebaut werden, mit Kanalisation für Wasser und Abwasser. Die Vorbereitungsarbeiten brauchten Zeit, die offenbar nicht gut geplant wurde. Viele, besonders die älteren Einwohner, waren gar mehr nicht in der Lage, vor ihren Grundstücken rechtzeitig Baufreiheit zu gewährleisten. Hannelore Wiedemann trommelte die Männer des Orts zusammen. Alle zogen mit und schachteten bis spät in die Nacht für die älteren Nachbarn.

»Wir Frauen haben Brote geschmiert, Getränke besorgt, und allen war damit geholfen. Spaß hatten wir außerdem. Politische Witze über den allgegenwärtigen Mangel in der Planwirtschaft und die Genossen ›da oben in Berlin‹, die oft nicht wussten, was ›wir unten an der Basis‹ brauchten, haben wir natürlich auch gerissen.«

Hannelore Wiedemann war ganz und gar nicht linientreu. Doch sie achtete jeden, der sich für die Gemeinde engagierte und nicht zuallererst an seinen persönlichen Vorteil dachte. Für sie war es unwichtig, ob jemand Genosse war oder nicht. Aus der Politik habe sie sich herausgehalten. Sie entschied selber, was richtig und was falsch war – für sich, für ihre Patienten und für ihre Familie. Wenn ihr etwas gegen den Strich ging, konnte sie mit ihrem frechen Mundwerk einen Widersacher schon mal verbal k.o. schlagen.

Eines Tages brannte es lichterloh in einem Waldstück zwischen Hohenleipisch und Elsterwerda. Dieser Wald war Sperrgebiet. Schon in der Vergangenheit erzählten sich die Menschen schaurige Geschichten über das Areal, die MUNA, das der Wehrmacht einst als Munitionsdepot gedient hatte und nach dem Zweiten Weltkrieg von der Roten Armee übernommen worden war. Zwischen der MUNA und dem umliegenden Wald verlief eine unsichtbare Grenze, die niemand im Dorf freiwillig überquerte. Der Wald gehörte zur NVA, die MUNA zu den Russen. Niemand wusste, welche Waffen und Munition die Rote Armee dort deponiert hatte.

Hannelore Wiedemann bemerkte, dass der Brand sich bedrohlich ausbreitete. Plötzlich ein ohrenbetäubender Knall. Sie rannte in die Gemeindeverwaltung, riss die Tür auf und rief: »Die Russen spielen wieder Krieg.« Rauchschwaden von Zigarettenqualm schlugen ihr entgegen. Dort saßen behäbig die Leute von der Zivilverteidigung und diskutierten mit dem Bürgermeister, wie man am besten Herr der Lage werden könnte.

»Manchmal konnten die Kerle so verdammt selbstherrlich sein. Ich habe mich wieder umgedreht und bin zum Wald zurückgefahren, habe Tee von unseren Frauen kochen lassen, damit die Soldaten, die zum Löschen herangekarrt wurden, wenigstens etwas zu trinken bekamen. Feuerwehr und Einwohner konnten den Brand nicht mehr unter Kontrolle bringen. Es grenzte an ein Wunder, dass der Wind sich drehte und Elsterwerda vor einer Katastrophe bewahrt wurde. Dann bin ich wieder zur Gemeindeverwaltung zurück, wo sich die Männer vom Krisenstab immer noch die Köpfe heiß redeten. Ich bin rein und habe gerufen: ›Wir brauchen euch nicht mehr. Die Amis sind gekommen, der Krieg ist vorbei!‹ Mit einem Mal waren die Chefs draußen auf der Straße. Aber da war wirklich alles schon vorbei. Einer sagte dann zu mir: ›Dich werden sie irgendwann mal einsperren.‹« Das ist zum Glück nie passiert.

Harmonie zum Selbstzweck gibt es für Hannelore Wiedemann nicht. Probleme müssen gelöst werden, auch wenn man manchmal an ihnen verzweifeln könnte. Sie erzählt von Grenzen, die ihr der Alltag auferlegte. Es schwingt ein leiser Triumph in ihrer Stimme mit, wenn sie erzählt, wie erfinderisch sie Engpässe überwand. Hatte sie kein Verbandzeug mehr und gab es auch in der Apotheke nichts, sammelte sie alle gebrauchten Mull- und Elastikbinden von den Patienten ein, kochte sie aus und benutzte sie wieder.

Wenn Patienten im Konsum einkaufen gingen und an der Kasse bezahlen sollten, sagten einige von ihnen: »Geht zu Hannelore, die hat mein Sparbuch.« Hannelore verwaltete tatsächlich Sparbücher von Leuten, die darum baten. Weil sie nicht mit Geld umgehen konnten oder weil sie wegen ihres hohen Alters schon leicht verwirrt waren. Die Leute wussten, dass ihr Erspartes bei Hannelore in guten Händen war.

Dieses Vertrauen gebe es nicht heute nicht mehr, sagt Hannelore. Die kleine Frau klingt resigniert, wenn sie Seiten eines Landes beschreibt, dessen Gesundheitssystem sich zum Schluss nur noch als Hülle aufrecht hielt: Arbeitskräftemangel in den Krankenhäusern, die ungenügende Kapazität der Feierabend- und Pflegeheime – hier warteten 160 000 Antragsteller auf ihre Aufnahme, darunter 20 000 schwere Fälle –, der katastrophale Zustand der Bausubstanz von Krankenhäusern. Der Öffentlichkeit wurden derartige Befunde vorenthalten. Auch mit den betroffenen Mitarbeitern des Gesundheits- und Sozialwesens wurde nicht offen darüber gesprochen. Doch Hannelore ahnte, dass die DDR untergehen würde. Sie wusste, es war ein Tod auf Raten.

Mit der Wende wurden alle Gemeindeschwestern auf einen Schlag entlassen. Hannelore kann sich an diese Zeit, in der ihr Leben jeden Tag von Neuem auf den Kopf gestellt wurde, noch gut erinnern.

»Man hat sich einerseits über die zwanzig oder dreißig verschiedenen Joghurt-Sorten in den Kühlregalen der Kaufhalle gefreut. Andererseits hörte man, dass die Mitarbeiter des Elfa-Werkes, die in Elsterwerda Melkanlagen herstellten, entlassen wurden.« Es war die Zeit, als »Altlasten«, praktisch alle Einrichtungen und Strukturen, die aus DDR-Zeiten stammten, entsorgt wurden.

»Die neuen Berater, die aus den alten Bundesländern zu uns kamen, wollten uns einreden, wir hätten alles falsch gemacht. Gemeindeschwesternstationen würden nicht mehr gebraucht. Ich konnte das nicht begreifen, aber ändern konnte ich daran auch nichts.«

Hannelore bewirbt sich in Elsterwerda in einem Pflegeheim und wird genommen. Glücklich ist sie dort nicht. Sie erlebt, dass ihre Kompetenz nicht mehr gefragt ist. Ihr Wissen, das sie in den Jahren zuvor erworben hatte, darf sie nicht mehr anwenden: Sie darf nicht mehr intravenös spritzen, muss für jede

Maßnahme eine Genehmigung einholen. Das nimmt ihr die Würde und geht ihr gegen den Strich.

Nach zwei Jahren kündigt sie im Pflegeheim und trifft noch einmal eine grundlegende Entscheidung für ihr Leben. Sie gründet den »Pflegedienst Wiedemann« und hat fortan schlaflose Nächte. Für sie gilt nur: Ran an die Arbeit! Sie krempelt ihr Leben völlig um. Das, was sie nun lernen muss, ist ihr völlig fremd: Betriebswirtschaft, Finanzbuchhaltung, Personalentwicklung, Arbeitsrecht – davon hatte sie zuvor keine Ahnung. Sie besucht an der Volkshochschule Computerkurse und lernt Englisch, büffelt und schuftet bis zum Umfallen.

Gegen alle inneren und äußeren Widerstände baut sie den Betrieb erfolgreich auf. Die kleinen roten Opel Corsa mit der weißen Aufschrift: »Pflegedienst Wiedemann« sind im Straßenbild von Elsterwerda, zu dem nach der Wende nun auch Kraupa gehört, nicht mehr zu übersehen. In der lokalen Presse wird viel Gutes über sie und ihr Engagement als Unternehmerin geschrieben.

»Wenn noch Zeit ist, können wir ja heute Nachmittag mal im Betrieb vorbeifahren«, sagt sie mit Stolz auf auf das, was sie geschaffen hat. Hannelore Wiedemann bemüht sich, so zu klingen, als ginge ihr das betriebswirtschaftliche Vokabular, das sie sich nach der Wende antrainiert hat, ganz locker über die Lippen. Wirklich verinnerlicht hat sie es bis heute nicht. Noch immer kann sie sich darüber aufregen, wie ihr etwa Kollegen aus dem Westen erklärten, dass auch für das Hochziehen von Rollläden Kosten entstünden, die man abrechnen müsse. Ihre Antwort darauf war derb, aber ehrlich: »Ihr seid doch krank. Wir haben andere Wertvorstellungen.«

Doch so sehr sie sich auch darüber ereiferte, sie musste begreifen: Ein Pflegedienst mit rund dreißig Mitarbeiterinnen muss sich rechnen. Sie schafft Arbeitsplätze, doch auch ihre Mitarbeiterinnen arbeiten im Minutentakt nach den Vorschriften der Krankenkassen. Vielleicht übergab sie ihren Betrieb auch deshalb ihrem Sohn Ralph, als sie die sechzig erreicht hatte. Ralph, ein ausgebildeter Bankfachmann, war von klein auf mit den Patienten seiner Mutter vertraut, kann aber auch mit Zahlen, Auslegungen von Verordnungen und den Finessen des Rechnungswesens umgehen.

»Am besten wäre es«, meint Hannelore, »die Gemeindeschwestern von damals mit all ihrer Kompetenz und Verantwortung würden in die heutigen Pflegedienste integriert werden.« Neben dem Erfolg erlebt sie auch die Schattenseiten des Lebens. Ihr schlagen Neid und Missgunst entgegen. Und dann schlägt auch das Schicksal, das es bisher gut mit ihr meinte, hart zu. Ihr Mann Bernd stirbt an einer unheilbaren Krankheit, und ihr ältester Sohn Olaf verunglückt bei einem Verkehrsunfall. Sie selbst erleidet zwei Schlaganfälle, die zum Glück glimpflich verlaufen. »Zum Krankwerden hatte ich nie Zeit.«

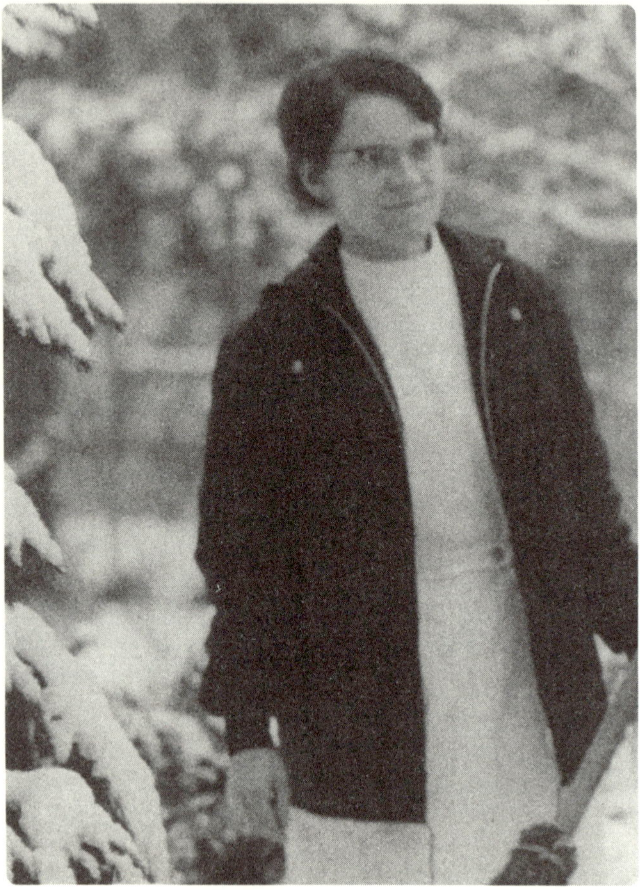

»Ich habe nie auf einer Insel gelebt«

Schwester Christine Jeiter aus Wernsdorf (Brandenburg)

Im Herbst 1967 steigt eine junge Frau aus dem Bus. Ihr Gepäck besteht nur aus einem Koffer. Die Dreiunddreißigjährige ist in Wernsdorf, ganz in der Nähe von Berlin, an ihrem Ziel. Christine Jeiter soll die Gemeindeschwesternstation übernehmen. Sie freut sich auf ihre neue Aufgabe in einem kleinen Ort mit 1400 Seelen, der umgeben ist von Wäldern und Seen. Mittendrin der Oder-Spree-Kanal – ein wunderschöner Flecken Erde. Auch deswegen zieht es sie hierher.

Die Dorfstraße ist um die Mittagszeit menschenleer. Auf einem Zettel hat sie die Adresse ihrer neuen Wohnung notiert. Sie findet das Haus nach wenigen Minuten.

Als sie eintrifft, ist die versprochene Wohnung noch belegt, und wenig später erfährt sie, dass die Wälder Sperrbezirke der Armee, also abgeriegelt sind: Betreten verboten. Ein Notquartier wird ihr übergangsweise angeboten. Ein Zimmer zur Untermiete mit Plumpsklo, Wasserpumpe auf dem Hof und Küchenbenutzung bei einer alten Dorfbewohnerin. Christine stört sich nicht daran. Ihr ganzer Besitz besteht aus einem Regal und vielen Büchern.

Am nächsten Tag regnet es in Strömen. Die Dorfstraße verwandelt sich in eine riesige, tiefe Lache, die eine Überquerung zum Abenteuer werden lässt. Gummistiefel müssen schnell besorgt werden. Sie kommen später noch oft zum Einsatz.

In einem unterscheidet sich Christine von anderen Gemeindeschwestern. Sie ist gläubige Katholikin.

»Du hast ja nicht einmal ein Kreuz in deinem Zimmer!«, stellt ihr Vater fest, als er seine Tochter nach zwei Wochen in ihrem neuen Zuhause besucht. Doch seine Tochter will nicht missionieren, sie will ihr Christ-Sein nicht demonstrieren, sondern es leben. Sollen die Dorfbewohner doch selbst herausfinden, was ihre neue Schwester dazu bewegt, einen Heilberuf auszuüben! Anders als viele Katholiken in der DDR ist Christine nicht auf konfessionelle Abschottung bedacht. Sie will sich weder einigeln noch ihren Glauben wie ein Schild vor sich hertragen.

Anfangs wird sie jeden Sonntagmorgen, wenn sie Wernsdorf zum Gottesdienst verlässt, von den Anwohnern misstrauisch beäugt. Wohin geht diese junge Frau, die doch allein lebt? Das beschäftigt die Leute. Aha, sie geht nach Erkner – dann ist sie katholisch. Es dauert nicht lange, und die übliche Voreingenommenheit der Wernsdorfer, alle »Katholen« wären falsch und rückständig, verfliegt. Und später hängt dann doch ein Kreuz in ihrem Wohnzimmer, das häufig auch als Sprechzimmer herhalten muss.

Die junge Gemeindeschwester verschafft der katholischen Kirche durch ihre eigene Art, durch ihre Hilfsbereitschaft Ansehen. »Unsere Schwester«, nennen die Dorfbewohner sie schon nach kurzer Zeit. Sie meinen es gut, wenn sie Christine Ratschläge geben, vor wem sie sich im Dorf in Acht zu nehmen habe. Sie wird gewarnt vor ihrer Nachbarin. Die sei ein Spitzel, flüstert man hinter vorgehaltener Hand. So etwas sagt sich leicht dahin, die Grenzen zwischen Dorfklatsch und Denunziation sind fließend. Schwester Christine glaubt nicht daran, dass sie wegen ihres Glaubens bespitzelt werden könnte. Sie vertraut erst einmal jedem Menschen, und sie ist selten enttäuscht worden.

Nachdem eine Toilette in ihrer Wohnung über dem Bürgermeisteramt eingebaut worden ist, gibt sie der umstrittenen Nachbarin einen Wohnungsschlüssel, damit die Siebzigjährige nicht jedes Mal die zwei Treppen zum Plumpsklo hinabsteigen muss. Ihr Vertrauen wird belohnt: Es wird eine gute Nachbarschaft für die junge Gemeindeschwester.

Einmal, am Vorabend ihres Geburtstages, den sie mit ihren Berliner Freundinnen und Freunden feiern will, wird sie zu einem Kranken gerufen. Christine steht gerade in der Küche, als es klingelt. Meist ist nicht abschätzbar, wie lange ein »Noteinsatz« dauert. Christines Blick wandert besorgt zu den Fleischklößchen in der Pfanne, dann zum Kuchen in der Backröhre und schließlich zu den Rouladen, die ebenfalls auf dem Herd brutzeln. Blitzschnell entscheidet sie, läuft zur Nachbarin und bittet sie, in der Küche darauf zu achten, dass nichts anbrennt.

Nachts, als Christine vom Einsatz nach Hause kommt, wird sie von ihrer Nachbarin erwartet, erschöpft, aber glücklich. Es duftet aus der Küche. Kuchen und Rouladen sind gelungen. Ihr Vertrauen wurde weder an diesem noch an späteren Tagen missbraucht.

Schwester Christine vermeidet dennoch enge Freundschaften im Dorf. Sie wird oft zum Kaffee oder zum

Abendessen eingeladen, doch sie lehnt die gut gemeinten Gesten stets ab, weil sie zu allen gerecht sein will. Nie könnte sie alle Einladungen wahrnehmen, und schließlich soll sich niemand von ihr zurückgesetzt fühlen. Außerdem: Die Gemeindeschwester muss ihr wegen der langen Arbeitszeiten ohnehin schon sehr eingeschränktes Privatleben schützen.

Herausforderungen, die Christine sucht, kamen manchmal unverhofft und öfter, als es ihr lieb war. Wernsdorf hatte damals 42 Straßenkilometer, zur Sommerzeit bewohnten rund zehntausend Bungalowbesitzer und Ferienheimgäste das Dorf. Auch reichte ihr Einsatzgebiet bald über Wernsdorf hinaus, da auch Bewohner von Niederlehme/Ziegenhals und Rauchfangswerder Nord in ihre Station kamen, weil Schwester Christine meist erreichbar war. Die Konsequenz: Um im ganzen Gebiet Hausbesuche machen zu können, musste sie Moped fahren lernen. Theoretisch konnte sie es, aber praktisch …?

Ein alter Patient bietet an, es ihr beizubringen. Er schlägt vor, den Weg am Kanal dafür zu nutzen: Rechts diene das Wasser als »Begrenzung«, links ein Misthaufen – auf jeden Fall ist Letzterer der geeignetere Landeplatz, entscheidet die Fahrschülerin, bevor sie im Kompost landet.

Nach ein paar Fehlversuchen gelingt ihr das Fahren dann doch ziemlich schnell. Allerdings gibt es auch Linkskurven, und die mag Schwester Christine gar nicht. Viele Straßen und Wege sind zudem nicht befestigt und enden meist in tiefem Sand. Das Vorderrad gräbt sich dann tief darin ein und dreht durch. Christine bleibt in diesen Fällen nichts anderes übrig, sie muss tapfer schieben. Einmal streikt das Moped auch auf befestigter Strecke. Sie bittet einen jungen Mann um Hilfe, in der Annahme, dass alle jungen Männer Moped fahren können, und tatsächlich schaut er sich das Zweirad auf fachmännische Weise an. Doch nach einer Weile offenbart er – den männlichen Kennerblick immer noch an das Moped geheftet –, er habe nicht einmal das Fahrradfahren gelernt. Christine gibt auf und schiebt das Moped einmal mehr mühsam heimwärts. Doch das Schicksal meint es gut mit ihr und schickt nach einer Weile einen weiteren hilfreichen Menschen. Er entdeckt: kein Benzin mehr im Tank!

Schwester Christine sagt, das Verständnis für Menschen in Not habe ihr eigenes Leben bereichert und ihr die Kraft gegeben zu helfen: »Alle meine Aufgaben habe ich mit Freude erfüllt, wenngleich oft wenige Freiräume für mich blieben. Man muss nicht alles haben. Im Geben wird man selbst beschenkt – manchmal noch nach vielen Jahren.«

Sie muss von jung auf eine urwüchsige Kraft in sich gespürt haben, die ihr Zuversicht und Selbstvertrauen in einem Maße schenkte, wie man es selten findet. Eine Zuversicht, die strahlt, die unerschütterlich nach außen wirkt, und für jeden scheint sie ein Stück davon übrig zu haben. Wie wird man wie Schwester Christine?

Wer sich für Menschen interessiert, weiß, dass der Grundstein für ein solches Vertrauen in der Kindheit gelegt wird. Christine Jeiter wird im Mai 1934 geboren. Ihr Vater, der einer streng katholischen Familie aus Lothringen entstammte, hat eine Uhrmacherwerkstatt im thüringischen Ilmenau und baut kurz vor dem Zweiten

Weltkrieg einen Uhren- und Schmuckwarenladen auf. Obwohl er nur die Grundschule besucht hat, erlernt er das Uhrmacherhandwerk und erreicht auf einem Technikum den Abschluss als Maschinenbau- und Elektroingenieur. Er erwirbt sich eine vorausschauende, kritische Weltsicht, und sein wacher politischer Verstand erkennt vor Hitlers Machtergreifung, welche Gefahren von den Nazis ausgehen werden. Christine erinnert sich an einen Grundsatz ihres Vaters, den sie später in ihrem eigenen Leben beherzigt: »Geh niemals im Gleichschritt, geh immer gegen den Schritt.«

Das Mädchen erfährt am Beispiel seiner Eltern, die ihm einen aufrechten Gang vorleben, dass es sich lohnt, den unbequemen Weg zu gehen. Mit fünf Jahren erfährt Christine den ersten Einschnitt in ihr Leben. Der Vater wird zur Wehrmacht eingezogen. Anfang April 1943 betritt Christines Klassenlehrerin die Klasse mit der Botschaft: »Ab heute seid ihr alle Pimpfe!« – und damit Teil der Hitlerjugend. Die »Appelle« finden am Sonntagvormittag statt. Die Mutter tritt mutig der BDM-Führerin entgegen: »Das ist unsere Gottesdienstzeit, da gehen wir zur Kirche!« »Mit Euch Schwarzen wird der Hitler auch noch fertig«, erwidert die Fähnleinführerin. Eine Drohung, die zum Glück keine Folgen haben wird.

Als der Vater im November 1946 aus der Kriegsgefangenschaft zurückkehrt, ist er depressiv und körperlich in sehr schlechtem Zustand, wie viele Heimkehrer. Sein Geschäft hat den Krieg nicht überstanden. Er versucht erneut, durch die Reparatur von Uhren zu überleben. Einen Verkauf kann er nicht mehr aufbauen, da ihm nur ein Kontingent von fünf Weckern pro Monat zugeteilt wird. Die Tochter nimmt an ihrem Vater wahr, dass er trotz widriger Lebensumstände anständig bleibt: Regelmäßig bekommt die Familie zu Weihnachten Pakete von der Verwandtschaft aus dem Westen, meist mit lebensnotwendigen Lebensmitteln, auch mal mit Schokolade. Erst am Heiligen Abend werden sie vom Vater geöffnet. Vier Päckchen werden immer zur Seite gelegt. Diese darf Christine am ersten Feiertag zu Bedürftigen bringen – darunter zu einer Familie mit zehn Kindern. Christine erlebt, wie sich Menschen freuen können, und kommt mit diesem Gefühl von geteilter Freude wieder nach Hause. Teilen, mitfühlen, wie es ihren Nächsten geht – das wird sie ihr Leben lang.

Christine geht auf das Lyzeum von Ilmenau und lernt gern und gut. Es gibt nach dem Krieg zu wenig Lehrer, und fast täglich kommt die Schulleiterin und holt Christine zur Vertretung fehlender Lehrer in andere Klassen. In den Träumen des Mädchens scheint der Berufswunsch Lehrerin zum Greifen nahe. Ihr wird eine Ausbildung zur Neulehrerin angeboten. Der Vater warnt: »Dort wirst du politisch vereinnahmt.« Als sie in der elften Klasse ist, bittet er seine Tochter, die Schule zu verlassen. Sein Verdienst reiche nicht aus, um Christine weiterlernen zu lassen. Damals stehen nur wenige Ausbildungsberufe zur Auswahl: Konditorin und Frisörin werden angeboten, der Vater schlägt Feinmechanikerin vor, überlässt seiner Tochter jedoch die Wahl. Diese weiß: Wenn sie nicht Lehrerin werden kann, dann will sie Erzieherin lernen. Das eröffnet ihr einen unvorhergesehenen Weg: Nach Vorpraktika beginnt sie im Oktober 1951 ihre Ausbildung zur »Erzieherin im kirchlichen Dienst« in Westberlin. Während der Ausbildung wird sie »Grenzgängerin« und pendelt zwischen Ostberlin, wo sie wohnt, und ihren Ausbildungsstätten im Westen der Stadt.

Anfang 1951, während eines Praktikums, das sie in Neustadt/Dosse absolviert, fällt die Regierung der DDR eine schwerwiegende Entscheidung: Alle bildungsfähigen Kinder aus kirchlichen Kinderheimen werden in staatliche Heime übernommen. Nur die schwerstbehinderten und bildungsunfähigen Kinder bleiben der Kirche überlassen. Christine ahnt nach diesem Praktikum, dass es ihre Lebensaufgabe sein könnte, sich den »Schwachen« in der Gesellschaft zuzuwenden. Sie sammelt weitere Erfahrungen in unterschiedlichen katholischen Kinderheimen der ehemaligen sowjetischen Besatzungszone.

Diese Zeit ist nicht frei von Abenteuern und Kuriositäten: Manchmal kann sie nicht nach Berlin fahren, weil die Stadt – Ost wie West – abgeriegelt ist. Die Ursachen für die Sperren werden geheimgehalten – die fünfziger Jahre sind von den Unwägbarkeiten der politischen Auseinandersetzungen zweier Systeme geprägt, vom Kampf der Besatzungsmächte um eigene Vorteile.

Nachdem sie ihr Examen als »Kirchlich anerkannte Erzieherin« vor dem Westberliner Schulsenat und einer ostkirchlichen Berliner Prüfungskommission abgelegt hatten, erhielten die Ost-Absolventinnen ein Zeugnis, das von der DDR nicht anerkannt wurde. Wechselte eine so ausgebildete Erzieherin in eine staatliche Einrichtung, galt sie als ungelernte Helferin. Das Verhältnis von Staat und katholischer Kirche in der DDR war wechselhaft. Es existierten außer den Einrichtungen für »bildungsunfähige Kinder«, die dem Staat durchaus genehm waren, auch »normale« konfessionelle Kindergärten, Horte und Heime.

Christine findet zunächst Arbeit in einem als »Bastelstube« bezeichneten Hort, danach in einem katholischen Kinderheim. Die ganzheitliche Sorge um junge Menschen, die in ihren Familien kein Zuhause finden, gefällt ihr. Immer haben Kinder und Jugendliche einen besonderen Platz in ihrem Leben eingenommen, besonders diejenigen, die »vom Leben benachteiligt waren«, sei es, weil Elternteile verstarben oder das soziale Umfeld versagte. Die Kinder haben Vertrauen zu der kleinen, lebhaften Frau, die eigentlich Lehrerin werden wollte, es aber nie wurde. Mit manchem der ihr damals anvertrauten Kinder hält sie seit mehr als fünfzig Jahren Kontakt, »Enkel« und »Urenkel« gehören bereits zur ihrer »Familie«.

1963 sucht Christine eine neue Herausforderung. Sie beginnt eine dreijährige Ausbildung zur Krankenschwester im katholischen St. Hedwig-Krankenhaus in Berlin mit dem Ziel, Gemeindeschwester zu werden. Nach der Ausbildung im Krankenhaus arbeitet sie zwei Jahre als Krankenschwester auf einer großen Männerstation, um für ihr späteres Tätigkeitsfeld umfassend gerüstet zu sein. Der damalige Chefarzt erlaubt ihr manche Tätigkeiten, die im stationären Bereich Ärzten vorbehalten sind, z.B. Blutentnahmen. Ihr Dienstplan wird so abgestimmt, dass sie an einer einjährigen Ausbildung zur Gemeindeschwester teilnehmen kann.

Das Thema für ihre Abschlussarbeit sucht sie selbst aus. Es ist die beste Vorbereitung auf das, was nach der Ausbildung auf sie zukommt: »Welche Probleme stellen sich einer aus der Stationspflege kommenden

Krankenschwester beim Übergang in die bezirkliche Betreuung der Kranken, und welche Möglichkeiten sieht sie für die Intensivierung der Nachbehandlung in der häuslichen Pflege«. Sie besteht mit Bravour.

Sechsundvierzig Jahre später bepflanzen und harken die alten Frauen in Wernsdorf, wie jeden Sonntag, die Gräber ihrer Angehörigen. Sie tragen – als sei die Zeit stehengeblieben – verblasste Kopftücher, die die frisch frisierten Haare vor dem Herbststurm schützen sollen. Man erinnert sich hier noch immer an die umtriebige Gemeindeschwester, so als wären alle Wernsdorfer mit ihr befreundet gewesen. Die groben, erdverkrusteten Hände einer siebenundsiebzigjährigen Bäuerin halten inne. Sie zeigt auf eine Reihe Gräber, in der zahlreiche Familienmitglieder ihre letzte Ruhestätte gefunden haben. »Alle, die hier liegen, sind aus meiner Sippe, alle hat Christine gepflegt. Menschen wie sie gibt es heute nicht mehr. Die war einmalig. Sie hat manchen Arzt in die Tasche gesteckt, obwohl sie noch so jung war. Alle mochten sie.« »Bis auf einen«, widerspricht eine andere Frau, die das Gespräch auf dem Friedhof interessiert verfolgt. »Der Knollenpropper, der war nicht gerade ihr Freund!«

Wie der Knollenpropper zu seinem Namen kam, weiß niemand mehr ganz genau zu sagen. Die einen meinen, er habe statt einer Nase eine enorm große Knolle im Gesicht gehabt. Die anderen behaupten, der Knollenpropper habe das mühselig verdiente Geld seines Schwiegervaters, eines Schiffers, der Gemüse und Kartoffeln – also Knollen – mit seinem Lastkahn nach Berlin transportierte, durchgebracht. Einig sind sich alle, dass der Knollenpropper ein unangenehmer Kerl war. Er verprügelte seine Frau, aber versuchte der jungen Gemeindeschwester zu imponieren, bei der er natürlich abblitzte.

Die Schwester gewinnt im Dorf schnell an Autorität, wegen ihrer freundlichen Art, aber auch wegen ihrer medizinischen Kompetenz. Sie versorgt die kleinen und großen Wunden, stellt schnell die richtige Diagnose, weist, wenn es sein muss, beherzt ins Krankenhaus ein und ist den Landärzten eine wichtige Stütze. Acht Jahre bleibt sie Angestellte des sozialistischen Gesundheitswesens. Wenn sie aus ihrem Alltag erzählt, scheint es, als habe es für eine religiöse Schwester kaum Probleme gegeben.

»In den Westen zu gehen war für mich nie ein Thema. Ich hatte eine Aufgabe. Die DDR war für mich eine Gegebenheit, die ich akzeptieren musste. Ich bin Menschen begegnet, auch Genossen, die ich geschätzt habe, weil sie sehr human handelten. Ich habe von mir aus nie über meinen Glauben gesprochen. Wenn ich danach gefragt wurde, kam es schon zu religiösen Gesprächen. Durch die Art und Weise, wie ich meinen Dienst am und für den Menschen getan habe, wollte ich ein Zeichen setzen für Gott. Natürlich habe ich unter der Enge in der DDR, vor allem der geistigen, gelitten. Aber ich habe mich auf einer Ebene der Mitmenschlichkeit bewegt. Auf dieser Ebene konnte ich gut hier leben.«

Wenn sie heute die heiteren und zum Teil skurrilen Geschichten aus dem Dorfleben erzählt, wird eine Zeit lebendig, die viele längst vergessen haben. So konnte eine Gemeindeschwester Geheimnisträgerin sein.

Als Schwester Christine beim Plaudern mit der Bürgermeisterin die Möglichkeit einer Reise nach Westdeutschland erfragt, was zu der Zeit noch ganz aussichtslos war, erwidert diese lachend: »Geht nicht, Sie sind doch Geheimnisträgerin.« »Wieso Geheimnisträgerin?«, fragt die ahnungslose Schwester zurück. Sie sei doch bei Beratungen des Leistungsstabs der Zivilverteidigung anwesend, wird ihr entgegengehalten. Die ZV war die personalstärkste Organisation des Landes, die auch im Katastrophenfall alle Maßnahmen zur Selbst- und Nachbarschaftshilfe einzuleiten hatte.

Christine schmunzelt und erzählt von öden Sitzungen im Gemeinderat, bei denen alle Teilnehmer mit Decknamen angesprochen wurden: »Einmal hieß es verschwörerisch: ›Rose an Gießkanne‹. Mit Gießkanne war ich gemeint. Mehr passierte in solchen Gemeinderatssitzungen nicht. Man wartete auf Befehle für Einsätze, die für den Ernstfall trainiert werden sollten.«

Einen solchen Notfall hat es in der Zeit, in der Christine in Wernsdorf Gemeindeschwester war, nie gegeben. Es gab ohnehin Probleme mit der Anwesenheit der Gemeindeschwester bei diesen Sitzungen: Aufgrund ihrer Funktion war sie einerseits zur Teilnahme verpflichtet, andererseits setzte diese die Mitgliedschaft in einer Partei oder gesellschaftlichen Organisationen voraus. Schwester Christine war aber nur im Deutschen Roten Kreuz organisiert.

Einen Tag wird Christine nie vergessen. Die Schwesternsprechstunde ist beendet. Sie bereitet sich auf die Hausbesuchstour vor. Gerade als sie die Station verlassen will, stürzt eine Kindergärtnerin auf sie zu: »Schwester, schnell, schnell, kommen Sie zu uns, ein Kind ist gestürzt und nicht ansprechbar.« Noch vor ihr ereicht Christine den Kindergarten und findet ein kleines Mädchen, die Tochter der Hortnerin, bewusstlos vor: Atem- und Herzstillstand. Beim Spielen an einem Karussell hatte es einen Stoß gegen die Halsschlagader bekommen. Der Versuch einer Wiederbelebung scheitert. Die Ärztin bestätigt den Tod des Kindes. Die Kindergärtnerinnen sind fassungslos und nicht in der Lage, der Mutter die Todesnachricht zu überbringen. Sie bitten Christine, diese Aufgabe zu übernehmen.

»Das war eine der schwersten Stunden in meiner Zeit als Gemeindeschwester.« Das tote Mädchen hinterließ eine kleine Schwester, die hörbehindert war. Die Mutter wendete ihre ganze Liebe nun diesem Kind zu und zog in eine Stadt, in der das Kind eine entsprechende Förderung erhalten konnte. Die Mutter ließ sich später als Erzieherin für hörgeschädigte Kinder ausbilden.

Nach solch traurigen Erlebnissen war Schwester Christine jedes Mal erschüttert. Sie trauerte mit ihren Dorfbewohnern um verstorbene Freunde und Verwandte. Als Gemeindeschwester wusste sie aber auch, dass an jedem Tag für jeden Menschen, ob alt oder jung, der »Rest« seines Lebens beginnt. Für sie ging es darum, diesen »Rest« so gesund und lebenswert wie möglich zu gestalten.

Und sie erlebte auch kuriose Situationen mit gutem Ausgang. Der Vater eines Säuglings litt an einem Infekt. Warum sollte er nicht die Nasentropfen des Babys probieren? Wenn es dem Kind geholfen hatte, würde es auch für ihn gut sein, war seine Überlegung. Nur: Ein Baby trinkt kein Bier! Nasentropfen und Bier bewirkten in diesem Fall eine allergische Reaktion: Es kam zu Schwellungen im Nasen-Rachenbereich mit starker Atemnot. Christine telefonierte mit der für sie zuständigen Ärztin. Sie erhielt die Anweisung, Calcium-Weiß, ein Antiallergikum, intravenös zu spritzen. Bis zum Eintreffen der Ärztin war die Atemnot behoben. Damals war den Gemeindeschwestern – mit entsprechender Fachkompetenz – noch vieles »erlaubt«, und eigenständiges Handeln wurde in einem abgesteckten Rahmen erwartet. Der ständige Einsatz brachte Sicherheit und Routine.

An den Wochenenden war Schwester Christine nach den Hausbesuchen meist mit ihrem Haushalt beschäftigt, allerdings stets auf Abruf. Denn Kettensägen, Äxte und Spaten bestimmten mit einer eigenen Dynamik den Alltag der Gemeindeschwester. Nach manch eigenwilliger Handhabung endet ein Werkzeug nicht wie gewünscht im Werkstück, sondern blutig im Finger, im Fuß und anderswo.

Eines Tages erscheint eine Lehrerin in der Station und bittet sie, einen Aufklärungsvortrag in der siebten und achten Klasse zu halten. Christine freut sich auf die Schüler. Die Jungen und Mädchen hören gespannt zu und stellen Fragen. »Die Mädchen der achten Klasse wussten mehr als ich. Sie kannten Ausdrücke, die mir fremd und unbekannt waren. Ich sprach also von der Anatomie, von Ei und Samen und dem Erbgut, von der geschlechtlichen Beziehung zwischen Mutter und Vater. Es gab auch lustige Situationen: Es meldet sich ein Junge und sagt: ›Warum haben meine Eltern nicht besser aufgepasst? Dann hätte ich nicht so rote Haare und wäre besser in Mathe!‹«

Nach diesem gelungenen Auftakt stellt die Schule ein weiteres Ansinnen: Es fehlt eine Arbeitsgemeinschaft »Junge Sanitäter«. Von den Dorfbewohnern kommt die Bitte, Erste-Hilfe-Kurse anzubieten, da einige auf einer Warteliste für einen Trabant stehen – die Feuerwehr benötigt einen Gesundheitshelfer-Lehrgang. Schwester Christine klärt die Voraussetzungen mit dem DRK in Fürstenwalde. Dort freut man sich über die Initiative einer Gemeindeschwester mit pädagogischer Vorbildung und bietet zwei Kurse an, die die Durchführung, Abnahme der Prüfung und Erteilung der Zertifikate ermöglichen. Die Schule schlägt der Gemeindeschwester vor, die »bravsten« Kinder auszuwählen. Aber genau das will Christine nicht. »Schicken Sie mir die schwierigsten!«

Erst entsteht eine Kindergruppe – sie wächst im Laufe der Jahre zur Jugendgruppe heran. Zwei weitere Gruppen kommen dazu. Probleme mit den Kindern gibt es nicht, auch nicht untereinander. Die Schüler nehmen ihre Aufgaben sehr ernst. Die Gemeindeschwester gewinnt mit »ihren Kindern« Kreisausscheide, Meisterschaften, in denen die »Jungen Sanitäter« Wissen und Fähigkeiten mit Gleichaltrigen messen. Doch dabei bleibt es nicht. Bei Unfällen, die die Kinder erleben, beklagen sie sich über unsachgemäßes Verhalten von Erwachsenen.

Noch immer erinnern sich Wernsdorfer, die heute Mitte fünfzig sind, an Faschingsfeiern und Fahrten ins Dresdner Hygienemuseum und ins Kindertheater mit ihrer Schwester Christine.

Ganz nebenbei – nicht ohne Stolz – erzählt sie, dass acht der »Jungen Sanitäter« von damals Krankenschwestern, Hebammen oder Kinderkrankenschwestern wurden, ein Mädchen wurde sogar Gemeindeschwester.

Der Aktionsradius der Dorfschwester vergrößert sich immer mehr. Der Bürgermeister lässt die Gemeindeschwesternstation ausbauen. Das ermöglicht eine Gynäkologie- und Schwangerensprechstunde vor Ort und auch die Krebsvorsorge für Frauen. Eine Ärztin kommt regelmäßig aus Erkner. Schwester und Ärztin arbeiten eng und gut zusammen. Manches muss schnell telefonisch abgestimmt werden. Den Dorfbewohnerinnen, die meist nicht motorisiert sind, wird dadurch ein aufwendiger Weg erspart.

In der Schwesternstation befindet sich inzwischen auch eine Kurzwelle. Wer laufen kann, kommt zum Verbinden, Blutdruckmessen und zur Beratung in die tägliche Sprechstunde. Da Schwester Christine oft zu Notfällen gerufen wird, ist sie dankbar für ihre Mitarbeiterin im häuslichen Bereich, die außer der Reinigung und Pflege der Station manche Hilfestellung übernimmt und im »Notfall« auch die Jungen Sanitäter betreut. Die Tür zur Schwesternstation ist immer offen.

»Ich hatte mein ganzes Leben lang keine normalen Arbeitszeiten.« Sie sagt diesen Satz als Antwort auf die Frage, ob sie selbst dabei nicht auf der Strecke geblieben sei. »Ist sie nicht«, sagen die Wernsdorfer und erinnern sich an eine fröhlich ausgelassene Gemeindeschwester, die jedes Jahr auf dem Feuerwehrball tanzte und die in jeden Ferien »ihre« Kinder – oft wochenlang – zu Besuch hatte. Sie wurde von den Dorfbewohnern angenommen, mit Obst und Eiern versorgt, sogar zum Motorbootfahren eingeladen. Christine war an einem

Punkt in ihrem Leben angekommen, in dem sie alles, was möglich war, erreicht hatte. Sie hatte als Gemeindeschwester Maßstäbe gesetzt. Doch das reichte ihr nicht. Sie brauchte für ihr eigenes Leben neue Impulse.

Im Mai 1970 bewirbt sich Christine für ein Fernstudium der Medizinpädagogik. Sie bekommt die Zulassung von der Medizinischen Fachschule in Potsdam und absolviert neben ihrer Arbeit als Gemeindeschwester vier Jahre lang die Konsultationen und Seminare. Sie will diese Zusatzausbildung zur Medizinpädagogin im Grunde nur für sich. Sie hat nicht vor, ihre Arbeit als Gemeindeschwester nach dem Studium aufzugeben.

Doch das ist nicht gestattet. Wer gut ausgebildet ist, soll auch entsprechend eingesetzt werden, und es gibt nur wenige Absolventen dieser Studienrichtung in der DDR. Christine kennt die Verordnung, hofft aber dennoch darauf, noch ein paar Jahre Gemeindeschwester bleiben zu können.

Doch es kommt anders. Schweren Herzens verlässt sie Wernsdorf und übergibt ihre Station an eine Nachfolgerin. Wegen ihres guten Examens bekommt sie mehrere Angebote. Sie entscheidet sich für den Deutschen Caritasverband und übernimmt das Referat »Sozialpflegerische Berufe«. Ihre Aufgabe besteht nun darin, Mitarbeiter von Einrichtungen der katholischen Kirche – Krankenhäusern, Alterspflegeheimen, Säuglingseinrichtungen, Gemeindeschwesternstationen – weiterzubilden. Nach der Wende baut sie die Katholische Fachschule für Altenpflege auf, bis sie 1995 berentet wird.

Das bedeutet keinesfalls, dass die ehemalige Gemeindeschwester nun zur Ruhe gekommen ist. Sie steckt immer noch voller Pläne. Auf die Frage, was für sie Glück sei, erzählt sie von einer Begegnung mit jungen, schwarz gekleideten Musikern an einer Würstchenbude. Dort habe man gemeinsam eine Currywurst gegessen. Nebenbei entwickelte sich ein Gespräch über den Sinn von Leben und Tod.

Beim Abschied bedankten sich die jungen Leute bei ihr für die »wunderbare Begegnung« und schenkten ihr ein Exemplar einer eigenen CD. Als Christine nachts nach Hause kam, legte sie die Platte in ihre Musikanlage. Leise, um niemanden im Haus zu stören, hörte sie sich die Heavy-Metal-Songs an und versuchte, die Texte zu verstehen. »Ich bin immer noch neugierig. Ich habe nie auf einer Insel gelebt, sondern immer mitten in der Gemeinschaft.«

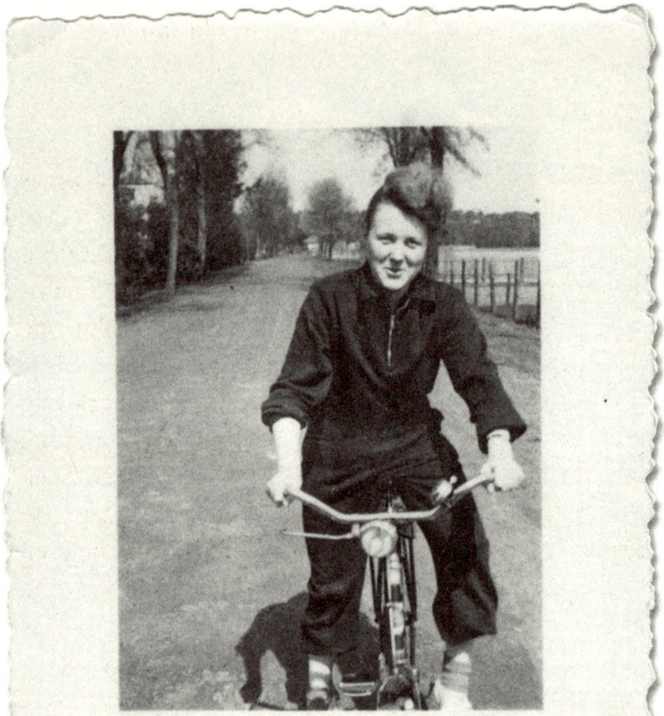

»Schlaflos bin ich immer noch«

Schwester Tilli Kaiser aus Spreenhagen (Brandenburg)

Als Tilli Kaiser im Jahr 1955 ihren Dienst antritt, ist sie mit einundzwanzig Jahren die jüngste Gemeindeschwester, die es je in der DDR gab. Ihr Einsatzgebiet ist riesig groß. Es gehören die Gemeinden Hartmannsdorf, Spreeau, Spreewerder, Mönchwinkel, Spreenhagen und später auch noch Markgrafpieske dazu. Eine Fläche von mehr als einhundertfünfzig Quadratkilometern, gelegen im östlichen Teil der Mark Brandenburg. Eine Idylle, reich an Kiefernwäldern und Seen. Ein flaches, sandiges Land, das durch den Lauf der Spree bestimmt wird. Mittendrin kleine und größere Dörfer, wo die Gehöfte weit auseinander liegen. Eine große Verantwortung für eine so junge Frau. Wer ist diese Tilli Kaiser, die in so jungen Jahren bereit ist, diese schwierige Aufgabe anzunehmen?

Der August des Jahres 1934 war ein heißer, unerträglich schwüler Sommermonat, als der Maurer Herbert Bauer aufgeregt zum Bürgermeister von Spreenhagen kam. Zu dessen Aufgaben gehörte es, die Personenstandsdaten für das dortige Standesamt genauestens zu führen. Denn es galt, die Tochter des gerade Vater gewordenen Maurers in den Akten des Amtes zu verewigen. Der gewissenhafte Bürgermeister fragte mit gespitzter Feder und ganz Ohr, wie der Name des Mädchens lauten solle.

Die Antwort ließ nicht lange auf sich warten: »Tilli« sollte sie heißen. »Wie«, fragte der Beamte zurück, »wird denn das am Ende geschrieben, mit I oder mit Y?« Eine Antwort auf diese schlichte Frage wollte bedacht sein. Also überlegte das Familienoberhaupt nochmals und kam schließlich zu dem Entschluss: »Ach weeßte, mach mal'n I hinten. Man weeß nie, wie dusslig sie wird. Ein I lernt sie schneller als ein Y.«

Diese Befürchtung war unnötig. Tilli mit dem I am Ende war eine sehr gute Schülerin – ganz ohne das Zutun ihres Vaters, obwohl ihre Kindheit und Schulzeit unter einem schlechten Stern standen. Ringsherum tobte der Krieg. An den Vater – zum Kriegsdienst eingezogen – konnte sie sich kaum erinnern. Er kam erst im Dezember 1949 aus sowjetischer Gefangenschaft zurück. Wer will der Tochter da verübeln, dass sie fremdelte, als damals ein unbekannter Heimkehrer in der Tür stand? Das Verhältnis zum Vater sollte schwierig bleiben.

»Mit meinem Vater konnte ich nichts anfangen, den kannte ich bis zum Schluss fast gar nicht«, erzählt sie noch heute.

Tillis Mutter war Hausfrau und verdiente nebenbei auf den Bauernhöfen der Gegend das Nötigste zum Leben. Mit ein paar Haustieren und einem kleinen Garten hinter dem Hof konnte sie die Familie über Wasser halten. Großvater Richard war Vaterersatz und engster Vertrauter seiner Enkelin. Er prägte Tilli, die ein Einzelkind blieb, und erzog sie zu großer Selbständigkeit.

Die Zeiten waren schwer. Nach dem Krieg gab es wenig Arbeit, wenig zu essen und in den ersten Jahren kaum Hoffnung auf ein besseres Leben. Es war aber auch die Zeit des Aufbruchs. Im Osten begann der Aufbau einer neuen deutschen Republik, die demokratisch und antifaschistisch aus den Trümmern des Dritten Reiches erblühen sollte. Auf den Frauen lastete der Aufbau. Es mangelte an Männern, denn sie waren tot oder in Kriegsgefangenschaft.

Damals war es üblich, dass ein Mädchen aus einfachen Verhältnissen mit vierzehn Jahren von der Schule abging, um zum Lebensunterhalt der Familie beizutragen. Tilli wollte einen Beruf erlernen, einen krisenfesten. Sie hatte Glück und bekam einen Lehrvertrag bei einem Goldschmied in Berlin-Friedrichshagen. Doch ihr Lehrer sah in der bezopften Göre noch weitaus größeres Potenzial. Er ließ keine Ruhe und überzeugte Großvater Richard, das Mädchen weiter zur Schule zu schicken. Der willigte ein. So kam Tilli im Herbst 1949 nach Storkow aufs Internat der Kurt-Steffelbauer-Oberschule. Sie hätte, wenn alles normal verlaufen wäre, im Sommer 1953 das Abitur abgelegt. Hat sie aber nicht. Sie verließ die Schule nach der elften Klasse. Heute schweigt sie zu diesem Entschluss. Sie sagt nur: »Ich wurde gegangen.« Punktum, Nachfragen ist zwecklos. So bleibt nur Raum für Vermutungen; man kann versuchen, sich die siebzehnjährige Schülerin von damals vorzustellen. Sie trug ihr Gerechtigkeitsgefühl auf der Zunge, redete spontan, unverbogen, direkt drauflos. Ein Teenager, der gern lachte und Witze nachplapperte, ohne sich dabei viel zu denken. Schon das reichte manchmal, um vom Abitur ausgeschlossen zu werden.

Eine andere Klasse dieser Schule machte wenig später Schlagzeilen in der Bild-Zeitung, und ein DDR-Volksbildungsminister bemühte sich aufgebracht nach Storkow, um dort die Schüler wieder »auf Klassen-Linie« zu bringen. Es war Kalter Krieg und die Grenze zu Westberlin verführerisch nah, als sich 1956 eine ganze Schulklasse der Kurt-Steffelbauer-Oberschule durch eine Schweigeminute mit den Aufständischen in Ungarn solidarisierte. Die Folgen jener »Sprachlosigkeit« ließen nicht lange auf sich warten: Die aufmüpfige Klasse wurde aufgelöst. Daraufhin ging sie fast geschlossen in den Westen und legte dort die Prüfungen zur Hochschulreife ab.

Tilli wäre es nie in den Sinn gekommen, ihre Heimat zu verlassen. Zu innig war ihre Beziehung zur Familie und zu ihrem Zuhause, als dass sie in den Westen gegangen wäre.

Tilli Kaiser haderte nicht lange mit dem Schicksal. Das war nicht ihre Art. Sie »präparierte« ihren Lebenslauf. Ein vorzeitiger Schulabgang aus »sozialen Gründen« fiel niemandem auf. Sie beschloss, einen Lehrgang für Hilfsschwestern zu belegen. Der begann gerade im Achenbach-Krankenhaus in Berlin-Köpenick. Immerhin gab es ein Stipendium von 150 Mark. Dafür setzte sie sich gern auf die Schulbank. Außerdem gefiel ihr die Vorstellung, Menschen zu helfen. Sie hatte immer schon gut zupacken können.

Der Übergang von der Hilfsschwester zur Fachschule für Krankenschwestern war fließend, Tilli wusste inzwischen längst, dass sie ihren Traumberuf gefunden hatte. Sie wollte weiterkommen und schrieb sich mit sechzehn Jahren an der Medizinischen Fachschule ein.

Der Lehrstoff war anspruchsvoll und umfangreich, nichts wurde den jungen Lehrschwestern geschenkt. Doch Tilli lernte gern und büffelte Anatomie, Biochemie und Krankenpflege.

Manchmal fuhr sie an den Wochenenden heimlich rüber nach Westberlin zu ihrer Tante, die in Zehlendorf wohnte. Für ein paar Westmark übernahm Tilli nachts im dortigen Krankenhaus gern Sitzwachen. Sie freute sich darauf, denn ein paar schicke Schuhe sprangen dabei schon mal heraus. Leute aus dem Osten wurden nicht nur im Krankenhaus Zehlendorf gern genommen. Sie waren gut ausgebildet und wahrlich »preiswert«. Tillis nächtliche Ausflüge blieben zum Glück geheim, sonst wäre sie von der Schule geflogen.

»Ärzte hatten wir damals nicht und Schwestern auch nicht, weil jeder, der ausgelernt hatte, rüberging, weil man ja drüben sehr gut verdient hat. Deshalb wurde immer gesagt, im Notfall muss die Schwester in der Lage sein, einen Blinddarm allein zu operieren.«

Tilli schwärmt noch heute von der Ausbildung und erzählt von den harten Zwischenprüfungen, die ihren Studien-Jahrgang regelmäßig schrumpfen ließen. Allein mit gutem »Klassenstandpunkt« kam niemand in der medizinischen Ausbildung zum Ziel. Nur die Besten hatten eine Chance zu bestehen. Tilli gehörte dazu. Außerdem war sie beliebt, mit ihrer fröhlichen Art hatte das charmante junge Ding bei vielen Ärzten einen Stein am Brett.

Wenn Not am Mann war, wurde sie schnell von der Schule zur Station im Köpenicker Krankenhaus beordert, um Anamnesen zu schreiben. Was sie tat, erledigte sie gern und vor allem sehr gründlich. »Entweder richtig oder gar nicht« – diese Maxime ist ihr bis heute zu eigen. Sie legte ihr Staatsexamen in allen Fächern mit einer glatten Eins ab. »Ich habe mich richtig geschämt, das Zeugnis vorzuzeigen. Das war mir peinlich.«

Wenn Schwester Tilli heute vom Beginn ihres Berufslebens erzählt, hüpfen ihre Gedanken wie Vögel von Ast zu Ast ihres Lebensbaums. Erinnerungen fliegen kurz in ihrem Gedächtnis vorbei, reißen ab, um neuen Episoden Platz zu machen.

Die Tinte auf dem Zeugnis war noch nicht ganz trocken, als sie hörte, dass eine Gemeindeschwester in ihrem Dorf gebraucht wurde. Nichts konnte Tilli mehr in der Großstadt Berlin halten. Aufgewachsen auf dem Lande war es ihr Traum, dort zu leben und zu arbeiten. Ihre Bewerbung war erfolgreich.

Schon wenige Monate nach Ende des Krieges wurde in Spreenhagen eine der ersten Gemeindeschwesternstationen eröffnet. Bereits fünf Jahre später existierten davon mehr als 2600 im gesamten Gebiet der DDR, und ihre Zahl nahm stetig zu. Innerhalb weniger Jahre bildete sich im ganzen Land ein Netz aus Polikliniken, Landambulatorien und staatlichen Arztpraxen, die gemeinsam mit den Gemeindeschwestern für die ambulante medizinische Versorgung der Bevölkerung verantwortlich waren.

Ganz »nebenbei«, wagte Fräulein Bauer auch den Schritt in die Ehe. Warum sie sich dazu entschloss, weiß sie heute selbst nicht mehr. Ihr neuer Familiename sorgte nicht selten für Heiterkeit: Tilli Rindfleisch stand fortan unter allen Dokumenten und Briefen, die sie unterschrieb.

In den ersten Jahren musste Schwester Tilli die langen

Strecken ausschließlich mit dem Fahrrad bewältigen. Bei Sturm und Regen, Hagel, Schnee oder Hitze trat sie in die Pedale. Sie hat die Kilometer nie gezählt, die sie pro Tag zurückgelegt hat. Manchmal zwickte ein Muskelkater in den Waden, aber dann half nur eines: weiterstrampeln. Tillis Vorteil war, dass sie hier aufgewachsen war und sich auskannte in der Gegend. Erst später kaufte sie sich ein SR I, das war das erste in der DDR gebaute Moped, dann eine der legendären »Schwalben«. Sie zahlte beide aus eigener Tasche. Obwohl sie die Zweiräder fast nur beruflich benutzte, gab es weder Benzin noch Kilometergeld. Das sei ihr nicht so wichtig gewesen, meint sie rückblickend. »Ich war stolz auf mein Moped. Das war eine echte Verbesserung für meine Arbeit. Vorher konnte es schon mal eine Stunde dauern, bis ich bei einem Kranken ankam. Manchmal erschienen mir die Kilometer entlang der Felder, die zwischen den einzelnen Dörfern lagen, endlos lang«, erinnert sich Tilli.

Von ihrem Moped kann sich die heute Vierundsiebzigjährige noch immer nicht trennen. Es steht in der Garage, wie eh und je, immer bereit für den nächsten Einsatz, den es schon lange nicht mehr gibt. »Von diesem Moped träumen ja heute wieder welche«, sagt sie, als müsse sie den Stammplatz ihres treuen Gefährts verteidigen.

Einer der Ärzte, dem die tüchtige Jungschwester zugeteilt wird, ist der Landarzt Dr. Horst Fischer. Ein ruhiger, in sich gekehrter Mann, der von seinen Patienten hoch geachtet wird. Mehr als zehn Jahre ist Tilli seine enge Vertraute, arbeitet Tag und Nacht mit ihm zusammen. Er ist ihr großes Vorbild. Von ihm lernt sie enorm. Er bringt ihr bei, wie man den Puls tastet und damit den Blutdruck »messen« kann, ganz ohne

Blutdruckmessgerät. Sie lernt von Dr. Fischer Krankheitssymptome zu erfragen und daraus die richtigen Diagnosen zu stellen.

»Ich habe viele Ärzte in meinem Leben gekannt, aber dem Fischer konnte keiner das Wasser reichen.« Sie wächst an seiner Seite und lernt, mit dem besonderen Menschenschlag umzugehen. Für die einfachen Leute in Kittelschürze und Gummistiefeln mit dem erdigen Dialekt ist Schwester Tilli eine Respektsperson, deren Wort Gewicht hat. Manchmal aber auch nicht. Tilli schmunzelt, wenn sie an diese Jahre denkt, in denen sie lernte sich durchzusetzen.

»Wenn sie überhaupt nicht gespurt haben, konnten wir auch mal derb werden. Zum Beispiel, wenn eine Patientin mit Bluthochdruck fünf Zentner wog und nicht mehr durch die Stalltür passte. Einmal sind wir – der Doktor und ich – nach der Sprechstunde unangemeldet nach Mönchwinkel zum Hausbesuch gefahren. Wir kommen zu einer Patientin, die genau das isst, was sie absolut nicht essen darf. Sie guckt ganz erschrocken zu Dr. Fischer hoch, und der nimmt den Teller ganz elegant vom Tisch. Unter dem Tisch stand immer ein Schweineeimer. Ohne Vorankündigung ließ Dr. Fischer das Essen in den Schweineeimer rutschen. Herrlich! Aber so war er nur, wenn jemand gar keinen Rat annehmen wollte. Und so habe ich das dann manchmal auch gemacht. Das hilft – aber auch nur eine Weile.«

Dr. Fischer und seine Gemeindeschwester passten in diese ländliche Gegend. Morgens, noch vor Arbeitsbeginn, molk Tilli ihre Ziegen oder fütterte die Schweine. Selten legte sie sich danach noch einmal aufs Ohr.

Die Nächte waren meistens kurz und unberechenbar. In Spreenhagen gab es wie überall in der DDR kaum Telefonanschlüsse, deswegen hatte auch die Gemeindeschwester kein Telefon. So passierte es oft, dass der Doktor oder ein Patient Steinchen an ihr Fenster warfen, wenn sie gebraucht wurde. Schwester Tilli hat bis heute einen leichten Schlaf: eine Berufskrankheit, die sich hartnäckig hält.

Jeden Morgen erschien die Gemeindeschwester zur Lagebesprechung bei Dr. Fischer, wo sie dann gemeinsam das Tagesprogramm festlegten: Hausbesuche, Blutdruckkon-trollen, Verbände wechseln, Medikamente und Spritzen verabreichen, Patienten umbetten. Wenn es notwendig war, fuhr sie noch vor dem Rapport zu Krebspatienten, die keine Angehörigen mehr hatten, um sie zu versorgen. »In den ersten Jahren habe ich noch mit Streichhölzern und Kien Feuer bei meinen Patienten gemacht und dann Strunzelsuppe – geriebene Kartoffeln in Wasser – für sie gekocht. Das war eben selbstverständlich.«

Tilli hatte einen Blick dafür, was ihre Patienten brauchten. Wenn einer keine saubere Wäsche mehr im Schrank hatte, organisierte sie, dass jemand im Dorf sie wusch. Selbst die Bürgermeisterin schlug Tilli diesen Wunsch nicht ab. Die Leute mochten die Gemeindeschwester wegen ihrer burschikosen Art. Sie redete nicht lange um den heißen Brei herum. Was getan werden musste, wurde getan. Ihre eigene Hilfsbereitschaft sprach sich herum und brachte ihr Respekt ein.

Dr. Fischer schätzte das Engagement seiner Gemeindeschwester. Ein Landarzt par excellence, dem jeder vertraute und der alles, wirklich alles, konnte. Seine Hilfsbereitschaft ging so weit, dass er einmal sogar die tiefe Risswunde einer Pute chirurgisch versorgte.

Doch am 11. Juni 1965 sollte sich alles in Spreenhagen und besonders in Tillis Leben ändern. An jenem Tag wurde Dr. Fischer in seinem Haus verhaftet. Sein erstes – bislang völlig verborgenes – Leben als Lagerarzt im KZ Auschwitz hatte ihn eingeholt. Er hatte auf der Rampe des Konzentrationslagers gestanden und die in Zügen ankommenden Häftlinge für ihren letzten Gang in die Gaskammern eingeteilt. Es gab keine Zweifel, der gute Arzt und Vater von vier Kindern war ein Mörder.

Niemand in Spreenhagen hatte etwas davon gewusst. Die Nachricht paralysierte Schwester Tilli ebenso wie die Patienten. Immer wieder hämmerten Fragen in ihrem Kopf: Wie war das möglich? Wie hatte er ihr Vertrauen so missbrauchen können? Warum, warum, warum? Lange versuchte sie, sich Episoden in Erinnerung zu rufen, um herauszufinden, ob es Anzeichen für Fischers Vergangenheit gegeben hatte.

Es war wie ein Ritual zwischen dem Arzt und seiner Mitarbeiterin, dass sie während ihrer Hausbesuche regelmäßig eine Ruhepause im Wald zwischen Mönchswinkel und Hangelsberg einlegten. Schwester Tilli genoss diese Momente der Entspannung, beobachtete gern Insekten und Blumen. Der Doktor saß jedoch meist abwesend und unberührt von der Natur daneben. Fragte sie ihn danach, bekam sie nur ausweichende Antworten.

Dr. Horst Fischer wurde für seine Taten in Auschwitz verurteilt und am 8. Juli 1966 hingerichtet.

Es verging viel Zeit, ehe Tilli dieses Erlebnis verarbeiten konnte. Sie stürzte sich in die Arbeit und ließ sich von ihrem ersten Ehemann scheiden. Heute seien sie jedoch die besten Freunde.

Der Beruf einer Gemeindeschwester war alles andere als familienfreundlich, das wusste Tilli: »Wir waren beide mit unseren Berufen verheiratet und haben uns irgendwann auseinandergelebt.« Aber deshalb ganz auf eine eigene Familie und Kinder zu verzichten, das wäre für sie nicht infrage gekommen.

Ihren zweiten Mann Dieter lernt sie auf tragische Weise nach einem Einsatz kennen. Sie wird zu einem Autounfall gerufen, bei dem eine ältere Frau schwer verunglückt ist. Tilli ist die Erste am Unfallort und kann nichts mehr für die Frau tun. Die Tote ist Dieters Mutter. Tilli informiert die Angehörigen. Dieter, der damals auf Montage als Elektriker arbeitete, hat einen elfjährigen Bruder. Tilli fühlt sich besonders für das Kind verantwortlich und kümmert sich wochenlang um die Familie. Später verliebt sie sich in Dieter. 1968 heiraten sie.

Wenn sie nach einem tragischen Ereignis, einem Unfall oder Selbstmord nach Hause kam, saß sie danach noch Stunden in ihrem Wohnzimmer. Abschalten – das gelang ihr nicht. Der Tod eines Menschen ging ihr immer sehr nahe. Einmal fand sie einen kleinen Jungen, dessen Mutter sich erhängt hatte. Das Kind saß hilflos neben dem leblosen Körper und weinte hemmungslos.

»Da stumpft nichts ab, zumindest bei mir nicht. Für mich war das jedes Mal eine Katastrophe«, gibt Schwester Tilli zu. Tränen steigen ihr in die Augen und sie versucht sie aufzuhalten. Es gelingt ihr nicht. »Manchmal kommt alles wieder hoch«, sagt sie zwischen Lachen und Weinen. Sie schüttelt den Kopf, entscheidet sich fürs Lachen und sagt: »Aber auch Geburten konnten mich innerlich ins Chaos stürzen.«

Ganze vierzehn Mal in ihrem Berufsleben hat sie – mehr oder weniger unfreiwillig – Babys auf die Welt geholfen. Wenn sie davon erzählt, wird sie leicht ärgerlich. Meist hätten die Schwangeren zu lange gewartet, weil sie nicht im Krankenhaus entbinden wollten, sondern – wie auf dem Land damals üblich – zu Hause. Es sei Tradition gewesen, dass die neunzigjährige Hebamme von Spreenhagen den Frauen zu Hause bei der Entbindung half. So sei das damals gewesen, und es änderte sich erst, als die Hebamme endgültig in den Ruhestand trat. Von nun an war Tilli gefragt. Sie hätte die Frauen lieber ins Krankenhaus geschickt, doch die Schwanger kamen meist erst zu ihr, wenn die Presswehen bereits eingesetzt hatten.

An die erste Entbindung in der eigenen Küche denkt sie noch heute mit Grausen. »Ich hatte ja Entbindungen in der Ausbildung gelernt. Das war aber lange her. Abnabeln, wie war das denn bloß?! – O Gott, o Gott. Also habe ich noch mal schnell ins Buch gesehen, und dann ging's los. Bevor ich nachdenken konnte, war das Kind aber schon rausgerutscht.« Tilli seufzt: »Aber schön war es doch!«

Sie kannte jeden, der zum Arzt kam, dessen Familiengeschichte über mehrere Generationen und deren Krankengeschichten bis ins Detail. Tilli konnte im Voraus sagen, was Patienten zu beklagen hatten und wie sie anzusprechen waren. Ob Zuckerbrot oder Peitsche – sie fand für jeden den richtigen Ton. Das sprichwörtliche Pflichtbewusstsein einer Gemeindeschwester war für Tilli oberstes Gebot.

Nur einmal versuchte ein Hartmannsdorfer, ihr am Zeug zu flicken. Er rief aufgeregt beim Doktor an und schrie ins Telefon:

»Fahren Sie mal schnell der Tilli hinterher, Ihre Gemeindeschwester ist stinkbesoffen.« Was war passiert? Tilli fuhr bei Schneematsch auf ihrer Schwalbe. Auf einem Waldweg versuchte sie, gefrorenen Pfützen zwischen den Bäumen auszuweichen. Ehe sie sich versah, rutschte sie aus und knallte mit dem Kopf an eine Kiefer. Sie sah, dass die Bremsstange des Mopeds beschädigt war, aber der Motor lief noch.

»Ich dachte, los, hoch das Ding, bis nach Hause schaffst du es noch. Die Hälfte der kaputten Teile hatte ich in der Hand, den Rest in der Tasche. Ich hatte gar nicht gemerkt, dass ich mir eine Gehirnerschütterung zugezogen hatte.«

Während der Fahrt nach Hause erbrach sich Tilli mehrmals über dem Lenker. Ein urkomisches Bild soll sie im Dorf abgegeben haben. Anlass für den Anruf beim Doktor: »Fahren Sie mal Tilli hinterher, die ist besoffen.« Heute lacht sie über solche Geschichten.

Selten sei sie wegen eigener Krankheit ausgefallen. Die Gehirnerschütterung, mal eine Angina und eine kleine Operation – mehr krankheitsbedingte Ausfälle gab es bei Tilli nicht. »Dass ich immer an der frischen Luft war, hat mich vor Grippe geschützt, dagegen war ich immun.«

Als sie mit vierunddreißig Jahren ihren Sohn Matthias bekommt, wird sie dünnhäutiger. Einige Jahre später, 1973, kündigt sie. Fast zwanzig Jahre Dienst als Gemeindeschwester gingen auch an Tilli Kaiser nicht spurlos vorbei. Die ungeregelte Arbeitszeit und der Umstand, dass ihr Sohn nun bald in die Schule kam, beförderten ihren Entschluss, sich eine andere Arbeit zu suchen. 1973 nimmt sie eine Stelle als Betriebsschwester in der benachbarten Geflügelzuchtanlage an.

Eine Perle wie Tilli Kaiser ließ der Kreisarzt in Fürstenwalde natürlich nicht ohne weiteres gehen. Nur mit List konnte sie die neue Stelle antreten. Erst als eines Tages der Kreisarzt in Urlaub war, unterschrieb sein ahnungsloser Stellvertreter den Aufhebungsvertrag. Tilli ging mit gemischten Gefühlen. Sie wusste aber, dass ihre Entscheidung für sie selbst und ihre Familie richtig gewesen war.

Tilli Kaiser blieb bis zur Wende 1989 Betriebsschwester im VEB KIM, der größten Kückenzuchtanlage in Europa. Danach wurde der Betrieb abgewickelt und seine Krankenschwester in den Vorruhestand verabschiedet. Gänzlich anders sei ihre Tätigkeit bei KIM auch nicht gewesen, nur geregelter, meint sie rückblickend.

Heute lebt die kleine, quirlige Rentnerin mit ihrem Ehemann am Rande von Spreenhagen in dem Haus, das ihren Großeltern gehörte. Ganz loslassen kann sie immer noch nicht von ihrem Traumberuf. Manchmal kämen noch Leute und bäten sie um Rat. Für Tilli Kaiser ist das gut. Ihr Leben war immer ein Leben für andere.

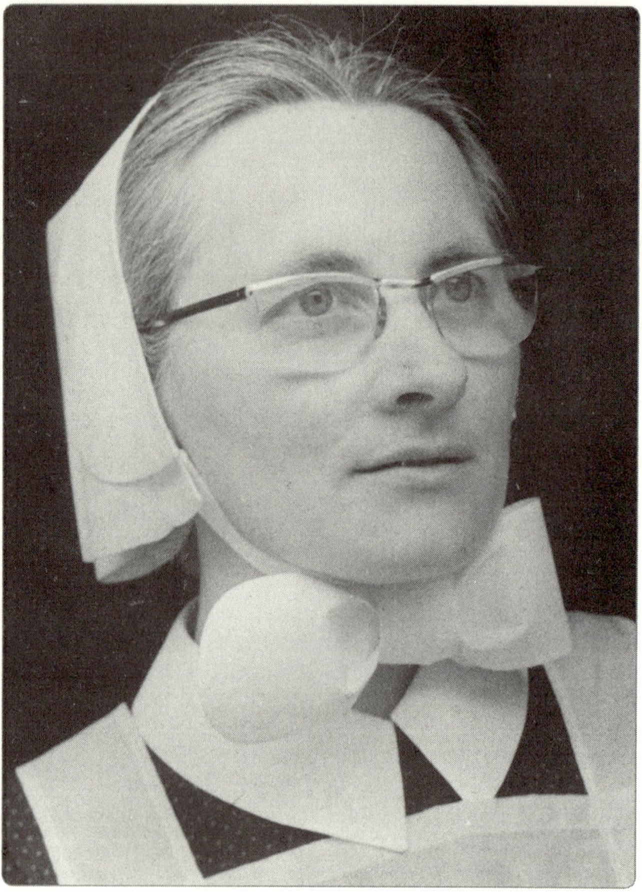

»Ich habe keinen Grund zu klagen«

Schwester Erika Wallesch aus Bischofswerda (Sachsen)

Verehrte Schwester Erika Wallesch,

Wir haben davon Kenntnis, dass Sie sich unermüdlich in großer Liebe und Verantwortung der Pflege und Versorgung kranker sowie bettlägeriger Personen zuwenden. Im Namen des Rates der Stadt spreche ich Ihnen hiermit dafür den herzlichsten Dank und Anerkennung aus. Wir verbinden dies mit der Überreichung einer Prämie in Höhe von 100,- Mark. Als Anlass für diese Anerkennung haben wir den 8. März, den Internationalen Frauentag, an dem in der gesamten fortschrittlichen Welt die Leistungen der Frauen anerkannt und gewürdigt werden, auserwählt. Wir übermitteln hierzu die besten Wünsche für ihr persönliches Wohlergehen und bitten Sie, dass Sie auch weiterhin mit Ihrer ganzen Person, Ihrem Wissen und Können unseren kranken und hilfsbedürftigen Bürgern zu Seite stehen.

Mit herzlichen Grüßen
Kittel, Amt. Vorsitzender des Rates der Stadt.

Die zierliche kleine Frau, der diese Ehrung galt, steht auf ihrem Balkon und lächelt. Sie blickt auf eine Landschaft, die schöner nicht sein könnte: die Elbe, die Elbhangwiesen, die imposante Kulisse, die Dresden weltberühmt gemacht hat. Schwester Erika Wallesch liebt den Ausblick und weiß dieses Glück zu schätzen. Die Zufriedenheit steht ihr ins Gesicht geschrieben.

Dreizehn Jahre war sie in der Kirchgemeinde von Bischofswerda als Gemeindeschwester angestellt. Sieben Jahre davon war sie ganz allein für das Gebiet zuständig. Bischofswerda hatte damals ungefähr zwölftausend Einwohner. Man kann kaum die Leistung einer einzigen Gemeindeschwester ermessen, die diese Stadt allein versorgte.

»Anfangs bin ich zu meinen Patienten gelaufen, später hat mir die Gemeinde ein Fahrrad geschenkt, für ein Moped war kein Geld da. In Herbst und Winter habe ich das Rad nicht benutzen können und bin immer gelaufen. Manchmal dauerte es ewig, ehe ich bei einem Patienten eintraf.« Später bekam Bischofswerda eine eigene Gemeindeschwesternstation mit drei staatlichen Gemeindeschwestern. Aber bis dorthin war es ein sehr langer Weg.

Vor mehr als fünfundzwanzig Jahren wurde Erika Wallesch für ihre Leistungen geehrt. Im Schaukasten des Rathauses der Stadt Bischofswerda prangte öffentlich der Brief des Gemeinderats. Die Ehrung hat zwar den etwas hölzernen Charme jener Zeit, doch die Anerkennung war ehrlich gemeint: Ein Stadtoberhaupt ehrte die Leistungen der kirchlichen Schwester, die sich für ihre Patienten aufopferte.

Erika Wallesch hingegen war die Auszeichnung unangenehm. Warum hat sie diese Ehrung nicht gewollt? Schweigen. Frauen wie Erika Wallesch machen wenig

Aufheben von dem, was sie geleistet haben. Ja, sie habe sich damals schon geschätzt gefühlt, aber diese Beachtung nicht gewollt. Sie brauchte die Nähe zu den Mächtigen nicht. Davor habe sie immer Angst gehabt, sich gefürchtet, vor Vorgesetzten, aber auch davor, einen Kranken falsch zu behandeln und womöglich auf dem Gewissen zu haben. Angst, immer wieder haben sie in ihrem Leben Ängste geplagt.

Ihr Blick geht ins Leere. In solchen Momenten scheint Schwester Erika ihre Umwelt kaum wahrzunehmen. Sie schaut nach innen, und das, was dort verborgen ist, soll eigentlich nicht nach außen dringen. Das Leben hat sie gelehrt, Vertrauen sparsam zu verschenken.

Daraus Schwäche zu deuten, wäre falsch. Sie hört sich lieber die Geschichten der anderen an. Und wen sie einmal ins Herz geschlossen hat, der hat auch das Glück, ihr nahe zu sein.

Die Achtundsiebzigjährige schafft rasch eine Atmosphäre, in der sich jeder gleich geborgen fühlt. Während sie mit dem Geschirr hantiert und den Kaffee zubereitet, wandert mein Blick über ihr schönes Gesicht, dem die Jahre nichts anhaben konnten. Das Haar, streng nach hinten gescheitelt, wird unter einer weißen, steifen Haube verborgen. Seit fünfundfünfzig Jahren trägt sie diese Kopfbedeckung. Nur die Art, wie sie zu binden ist, veränderte sich mit der Zeit. Sie gab dem Eingeweihten Auskunft, welchen Grad der Ausbildung die Trägerin erreicht hatte. Auch das schlichte blaue Kleid, das zur Schwesterntracht gehört, ging nur sehr behutsam mit der Mode mit. Mal hatte es winzig kleine helle Tupfen, mal keine. Sonntags trug sie ein schwarzes Kleid, so wie es Vorschrift für die Diakonissen war.

Schwester Erika ist schon lange im Ruhestand. Sie könnte die Tracht ablegen und stattdessen ein dunkelblaues Kostüm mit Weste tragen. Sie will es nicht

»Diese Tracht gehört zu mir. Ich könnte mir gar nichts anderes vorstellen.«

Über ihrem Bett, das tagsüber zur Couch drapiert wird und das Zimmer einladend wohnlich macht, hängt gerahmt ein Spruch: »Selig sind die Sanftmütigen, denn sie werden das Erdreich besitzen.« Es ist der Einsegnungsspruch von Schwester Erika.

Sie stellt den Cappuccino mit höflicher Geste auf den Tisch. »Über mein Leben soll ich erzählen?« Sie beginnt stockend und äußerst zurückhaltend. Frauen wie Erika Wallesch haben Gründe, neugierigen Menschen Einblicke in ihr Leben zu verwehren.

»Ich muss ein bisschen ausholen. Mein Geburtsort ist Usdau in Ostpreußen im ehemaligen Korridor zwischen Polen und Russland. Dort kam ich am 12. Mai 1930 zur Welt. Meine Eltern hatten eine Landwirtschaft, einen Erbhof. In meiner Kindheit ging es hin und her: Mal gehörten wir zu Polen und dann wieder zu Deutschland.«

Ihre Eltern seien bekennende Christen gewesen, die ihre drei Kinder religiös und in diesem Sinne bewusst gegen die Nazis erzogen hätten. Dafür ist Erika Wallesch ihnen noch heute dankbar. Ihr Weg war von den Eltern vorbestimmt. Sie sollte später einen Bauern heiraten und Kinder bekommen. Dass sie selbst gern Krankenschwester werden wollte, erzählte sie weder Mutter noch Vater. Sie lacht und deutet mit einer Handbewegung den ihr erspart gebliebenen Ärger an:

»Das hätte bestimmt etwas gegeben, damit wären sie nicht einverstanden gewesen. Aber es kam ja dann alles ganz anders.«

Am 19. Januar 1945 war der Krieg für die Bewohner von Usdau zu Ende. Die Vorhut der Roten Armee kam mit drei Panzern und nahm den Ort kampflos ein. Familie Wallesch wohnte abseits, etwas außerhalb vom Zentrum. Sie ergab sich und blieb für diesen einen Tag und die folgende Nacht unversehrt.

Tags darauf, am 20. Januar 1945, verlor Erika alles: ihren Vater, ihr Elternhaus, ihre Kindheit und Jugend, ihre Unschuld – Lebenszeit. Alles auf einmal. Mit vierzehn Jahren ist sie von einem Tag auf den anderen kein Kind mehr; Zeit, als Jugendliche zu reifen, bleibt ihr nicht. Der Krieg fällt über das junge Mädchen her mit brutaler, nackter Gewalt.

»Lass niemanden erleben, was ich überlebt habe. Ich habe alles gesehen und wurde zum Sterben bestimmt, aber wahrscheinlich hat mich meine Widerstandsfähigkeit gerettet«, sagt Schwester Erika über diese Zeit, die ihr ganzes Leben bestimmen wird.

Drei lange Jahre bleibt Erika nach Kriegsende in sowjetischer Gefangenschaft. Die Mutter erleidet einen Schock und bleibt zeitlebens krank. Der ältere Bruder kommt durch eine Mine um, der kleine stirbt fast an Entkräftung. Erika ist augenblicklich erwachsen und für alle verantwortlich. Wie sie selbst mit der Situation zurechtkommt, danach fragt sie keiner.

Gefangen in verschiedenen Lagern, Treibgut zwischen den ehemaligen Kriegsparteien, wird über sie und den Rest der Familie verfügt. Sie erinnert sich, dass sie damals nur einen Wunsch hatte: endlich frei zu sein. Erika nimmt große Gefahren auf sich, versucht zu fliehen. Sie versteckt sich und irrt nächtelang durch Gelände, das sie nicht kennt, schläft in Scheunen verlassener Gehöfte. Der eigene Freiheitswille ist stark, die Verantwortung für Mutter und Bruder noch stärker. Sie kehrt zu ihnen zurück in die Gefangenschaft.

Berge von Schnee zu beseitigen und Gräben für tote Menschen und verendetes Vieh zu schaufeln, das sind die wesentlichen Erinnerungen aus den Jahren der Gefangenschaft. Ihr Traum, frei zu sein, erfüllt sich erst im Frühsommer 1948. Mit einem Sammeltransport kommt sie mit ihrer Mutter und Alfred, dem Jüngsten, in Forst in der Lausitz an. An der Zugmaschine steht mit großen Buchstaben: »Deutsche Schweine fahren nach Deutschland.« Das hat sie nie vergessen, genauso wenig wie die Grausamkeiten jener Zeit.

»Ich habe mich jahrelang nicht über den Frühling freuen können. Wenn die anderen hier anfingen, sich über das frische Grün zu freuen, da hätte ich lieber weinen wollen.«

Gibt es eine größere Verletzung als die, um das eigene Leben betrogen zu werden? Erika bleibt kaum Zeit, über den Verlust ihrer Jugend nachzudenken. Sie ist achtzehn Jahre alt, hat keinen Beruf erlernt und muss ihre Familie am Leben erhalten. Sie geht mit ihrer Mutter und ihrem Bruder nach Bischofswerda, eine Kleinstadt am Rande der Lausitz.

Schneiderin würde Erika gern lernen, doch dafür ist sie schon zu alt. Bleibt nur die Stelle als Hausangestellte in einer Beamten-Familie. Dort habe sie es gut gehabt und viel gelernt im Haushalt. Aber eine abgeschlossene Berufsausbildung hatte sie damit immer noch nicht.

Die Mutter drängte sie dazu, selbständig zu werden, um auf eigenen Füßen stehen zu können. Ein Gespräch mit der alten evangelischen Gemeindeschwester von Bischofswerda gab schließlich den Ausschlag, sich für eine Ausbildung zur Krankenschwester zu bewerben. So konnte Schwester Erika ihren Traum aus Kindertagen doch noch wahrmachen.

»Ich habe mich in Dresden im Diakonissenhaus angemeldet und wurde auch sofort genommen. Als ich das meinen Herrschaften sagte, sind sie aus allen Wolken gefallen. Und zwar so, dass ich die Kündigung um ein Jahr hinausschob, bis sie für mich Ersatz fanden. Ich bin also noch das eine Jahr dort geblieben, aber mein Entschluss stand fest.«

Im Januar 1954 begann Erika Wallesch im Diakonissenhaus mit ihrer Ausbildung. Sie dauerte damals zwei Jahre. »Ein halbes Jahr vor dem Examen habe ich dann noch eine wichtige Entscheidung getroffen. Eigentlich war ich ja gar nicht hierhergekommen, um Diakonisse zu werden, sondern um Krankenschwester zu lernen.« Gereizt habe sie die Lebensweise der Schwestern, die Art, wie in einer Familie zu leben. Dieses Gefühl von Geborgenheit habe sie lange vermisst. Eine eigene Familie zu gründen, ja, diesen Wunsch hatte sie wohl einmal gehabt, aber dieses Verlangen war vom Krieg erstickt worden.

»Den Gedanken an Familie hatte ich vorher schon, aber ich hatte irgendwie, wenn ich an meine Vergangenheit dachte, Angst davor – auch Angst vor Männern. Warum? Männer haben mich bedroht, beschimpft und ins Gefängnis gebracht, sie wollten mich verschleppen und erschießen.«

Die Entscheidung, mit sechsundzwanzig Jahren Diakonisse zu werden, ist ihre Therapie, um ihre Seele von den Wunden der Vergangenheit zu heilen. Der Schwesternornat wird zu ihrer Schutzhülle. Das Erlebte vertraut sie nur der Oberin an. So schafft sie den Weg ins Leben zurück, um ihr eigenes Glück zu finden.

Nach dem Examen 1956 arbeitete sie auf mehreren Stationen im Diakonissenkrankenhaus in Dresden und bekam wegen ihrer praktischen Erfahrungen die Anerkennung als Fachkrankenschwester. Ab Mitte der sechziger Jahre brauchte Erikas Mutter, die immer noch in Bischofswerda lebte, Betreuung und Pflege. Ein Zufall kam Mutter und Tochter zu Hilfe. Die alte Gemeindeschwester von Bischofswerda, die ebenfalls Diakonisse war, wollte sich gerade zur Ruhe setzen. In der Diakonissenanstalt Dresden unterstützte man Erikas Wunsch nach beruflicher Veränderung, damit sie ihre Mutter pflegen kann. Familie und Beruf in Einklang zu bringen, war für ihre Vorgesetzten selbstverständlich.

»Und so bin ich 1967 als Gemeindeschwester nach Bischofswerda geschickt worden, zur Versorgung meiner Mutter und um die Gemeindepflege zu übernehmen. Ich war ganz ahnungslos, habe mir das zwar schön vorgestellt, aber wie es sein würde, davon wusste ich nichts. Im Krankenhaus ist alles geregelt und völlig anders. Zum Glück war meine Vorgängerin noch da, als ich in Bischofswerda ankam. Einen Tag lang arbeitete sie mich ein. Am nächsten Tag packte sie ihre Sachen, und am dritten Tag reiste sie ab. Nun stand ich mit Herzklopfen mutterseelenallein da und kannte weder die Ärzte noch die Leute. So habe ich meine Arbeit dort angefangen. Die Verantwortung hat mich anfangs fast erdrückt. Ich war immer auf der Hut, dass ich nirgends etwas durch meine Unkenntnis kaputtmache. Einen Menschen auf dem Gewissen zu haben, das habe ich mir schrecklich vorgestellt. Aber in dreizehn Jahren ist nie etwas Schlimmes passiert.«

Ab sieben Uhr morgens marschierte sie in den ersten Jahren zu Fuß von Patient zu Patient. Zwischen fünfundzwanzig und fünfunddreißig Kranke wollten bis zum Mittag versorgt sein. Insulin spritzen war das Erste am Morgen, mit Köperpflege, Blutdruck messen, Beine verbinden ging es weiter. Fehlten den Patienten Medikamente, besorgte sie die aus der Apotheke. Das war die erste Schicht. Dann eilte sie nach Hause, um für ihre Mutter und sich selbst Essen zu kochen. Zeit zum Ausruhen gab es wenig.

Am Nachmittag machte sie erneut Krankenbesuche und Besorgungen für ihre Patienten. Wenn sie abends zu Hause ankam, lag oft noch ein Zettel im Briefkasten, der sie auch nachts zu Notfällen beorderte. Es waren meist schwerkranke Menschen, auf der Zielgeraden des Lebens angekommen, die Schwester Erika über Jahre pflegte. Dank ihrer Gabe, einfühlsam mit den Kranken umzugehen, wurde sie von deren Familien warmherzig aufgenommen.

Wenn sie selbst einmal krank wurde, halfen ihr die Angehörigen ihrer Patienten. Obst und Gemüse aus eigener Ernte sollten der Gemeindeschwester schnell wieder auf die Beine helfen. Ja, es sei ein gutes Miteinander zwischen ihr, den Patienten und den drei Ärzten gewesen, für die sie zuständig war. Auch als später, das war zu der Zeit, als sie bereits um ihre Ablösung gebeten hatte, drei staatliche Gemeindeschwestern in

Bischofswerda anfingen, habe Schwester Erika Hand in Hand mit ihnen gearbeitet. Es gab keinen Unterschied zwischen den staatlichen Schwestern und den evangelischen. Man habe sich gegenseitig respektiert und geholfen, sagt die Diakonisse.

Dann fügt sie hinzu: »Doch, einen kleinen Unterschied gab es schon. Die staatlichen Schwestern hatten sich das Stadtgebiet in drei Bezirke aufgeteilt. Als kirchliche Gemeindeschwester war ich dagegen immer noch für die ganze Stadt zuständig, hatte dann aber weniger Patienten. Die langen Wege quer durch die Stadt wurden leider nicht kürzer.«

Manche Erlebnisse seien ihr unauslöschlich in Erinnerung geblieben. Schwester Erika erzählt von einer alten Dame, die sich nach einem Oberschenkelhalsbruch nicht mehr bewegen konnte. Trotz guten Zuredens und aller Warnungen von Erika, die den Verlust an Beweglichkeit kommen sah, wollte Frau Bauer – so hieß die Achtzigjährige – nicht mehr aufstehen. Sie wurde bettlägerig. Ihre einzige Leidenschaft war das Lesen. Da ihr im Bett liegend die Bücher mit der Zeit zu schwer wurden, riss sie die Seiten einzeln heraus und las jeden Tag unendlich viele davon. Niemand, der sie besuchte, durfte sie bedauern. Die Kranke sagte immer, sie habe so viele schöne Jahre gehabt, nun müsse sie das Schicksal, so wie es sei, hinnehmen.

Zehn Jahre vergingen, und Frau Bauer beschloss dieses Jubiläum – zehn Jahre Bettlägerigkeit – richtig zu feiern. Sie ließ sich Sekt, Kaffee und Kuchen besorgen, lud Bekannte und Schwester Erika ein und feierte fröhlich das Ereignis. Diese Frau, sagt Schwester Erika rückblickend, sei ihr immer Vorbild gewesen, wie man mit Krankheit umgehen kann. Stark und nicht mit dem Schicksal hadernd. Geholfen haben ihr und den Patienten stets Gebete.

»Ich bin früh nie ohne Gebet gegangen, und ich habe auch, wenn ich von Patient zu Patient lief, gebetet, dass mir gezeigt wird, was gerade nötig ist, dass ich einen Krankheitsherd erkenne, so dass ich zur rechten Zeit den Arzt rufen kann, wenn es nötig ist.«

In ihrer wenigen Freizeit hat Erika gern kleine Geschenke für Patienten gebastelt, die ihr besonders ans Herz gewachsen waren. Ob zu Weihnachten, zu Ostern oder zu Geburtstagen, Schwester Erika verschenkte gerne Strohsterne oder Osterhasen, die sie aus Waschlappen genäht hatte. Manchmal war darin auch ein kleines Glas mit Bohnenkaffee versteckt. Für die damalige Zeit eine Kostbarkeit.

Die Geschichte eines »hundertachtzigprozentigen Kommunisten« müsse sie unbedingt noch erzählen, die hätte es in sich, meint Schwester Erika. Aus ihren Augen lugt ein wenig Schalk hervor.

»Der war ein schwer gefürchteter Mann. Er erkrankte nun in der Zeit, als ich noch allein in Bischofswerda Gemeindeschwester war, an Darmkrebs. Er wurde operiert, und man hat gesehen, dass er nicht mehr lange leben würde. Deshalb entließ man ihn nach Hause.« Der Hausarzt empfahl dem betagten Ehepaar die Diakonisse.

»Alle haben die Hände über dem Kopf zusammengeschlagen – der hundertachtzigprozentige Kommunist und eine kirchliche Schwester! Wie soll denn das gehen? Mit Herzklopfen bin ich dahin gegangen und habe mich vorgestellt. Der Mann lag in einem winzigen, dunklen Zimmer zwischen Schrank und Betten. Seine Frau hatte resigniert, sie war sich sicher, dass ihr Mann in den nächsten Tagen sterben würde. Und dann habe ich gesagt: ›Das wird auch so sein, wenn Ihr Mann in dem engen dunklen Schlafzimmer liegenbleibt. Hier geht Ihr Mann seelisch zugrunde.‹« Sie überredet die Frau, die Bettstatt ihres Mannes im Wohnzimmer aufzubauen, damit er Anteil an allem haben konnte.

»Dort hatte er einen Fernseher, dort bekam er mit, was seine Frau tagsüber machte. So konnte er sich dann auch erholen. Die Wunde heilte langsam zu. Ich habe ihn täglich versorgt, gewaschen und gebettet. Irgendwann erzählte er mir, dass er früher mal Fußball-Torwart war. Das Thema kam dann jedes Mal. Er hat mir viel vom Fußballspiel beigebracht. Am Ende wusste sogar ich Bescheid. Na, und ich? Ich habe für ihn gebetet, und das hat der Kommunist auch gewusst. Früher konnte ich ganz gut singen und auch Flöte spielen. Natürlich war es unmöglich, für diesen Mann zu singen: ›Danket dem Herren‹ oder ›Jesu, geh du voran‹. Das ging nicht. Er kam ja aus einer anderen Welt. So habe ich eben nicht gesungen, aber ein christliches Lied immer mal wieder geflötet und sonst eben gebetet.«

Manchmal beobachtete Schwester Erika, wie er im Bett lag und die Hände faltete. Nie habe er zu ihren Gebeten gesagt: »Hören Sie auf mit dem Mist!« Das hatte sie durchaus von manch anderem zu hören bekommen. Sie ist sich ihres stillen Triumphes sicher: »Die Hände hat er sicher nicht umsonst gefaltet.« Aus den vierzehn Tagen, die der Patient laut ärztlicher Prognose noch leben sollte, wurden sechs Jahre – das Verdienst von Schwester Erika, das Ergebnis ihrer aufopfernden Pflege.

Solche Geschichten sprachen sich schnell in der Kleinstadt herum, brachten ihr Anerkennung und Zuspruch. Als der hundertachtzigprozentige Kommunist dann wirklich seinen letzten Weg antrat, war seine Gemeindeschwester bei ihm. Am Tag seiner Beerdigung regnete es in Strömen. Der Friedhof lag zwei Kilometer außerhalb der Stadt. Man erzählte sich danach, dass aus dem Leichenwagen ein lauter Knall gedrungen sei. Unheimlich sei ihr das gewesen, sagt Schwester Erika. Der Grund für den Lärm konnte nie aufgeklärt werden. Wer weiß, vielleicht war es noch »ein letzter Gruß« des Patienten. Da der Regen auch nach der Trauerfeier nicht aufgehört hatte, entschloss sich Schwester Erika, im Leichenwagen nach Hause zu fahren. Dort angekommen, staunten die Leute nicht schlecht, dass eine Schwester in voller Tracht, durchnässt, aber lebendig dem schwarzen Auto entstieg.

1977 stirbt auch Schwester Erikas Mutter. Sie wusste von Anfang an, dass sie nun eigentlich nach Dresden zurückkehren müsste, denn nur wegen der Pflege ihrer Mutter war sie als Gemeindeschwester nach Bischofswerder gesandt worden. Die Stadtverwaltung will die tüchtige Schwester behalten. Das gelingt auch für weitere drei Jahre.

Sie wird mit dem Ehrenzeichen der Stadt, einer Medaille mit einer roten Rose, ausgezeichnet und bekommt Einladungen zu Festveranstaltungen der Stadtverwaltung. Sie mag solche Ehrungen nicht. Der Pfarrer muss sie erst überreden, daran teilzunehmen. Halten kann auch er die Gemeindeschwester letztlich nicht.

1980 kehrt die Diakonisse nach Hause, ins Mutterhaus, zurück, kümmert sich dort um den Speisesaal und später um die Gästezimmer der Diakonissenanstalt. Bis heute pflegt sie Mitschwestern, wenn sie sich nach überstandenen Operationen erholen müssen. »Meine Tage sind noch immer so ausgefüllt wie zu meiner Zeit als Gemeindeschwester. Sie vergehen so rasch, dass ich mich manchmal wundere, wo die Jahre geblieben sind.«

Als ab 1989 die Grenzen offen sind, traut sie sich zu reisen. Sie fährt weit weg, ins Ausland, nach England, Österreich und in die Schweiz. Im Jahr 2000 führt sie ihr Weg gemeinsam mit ihrem Bruder und ihrer Schwägerin nach Polen, in ihre alte Heimat. Es sind bewegende Momente, in der alten Kirche zu beten und auf dem elterlichen Bauernhof umherzugehen. Die heutigen Bewohner ihres einstigen Elternhauses sind sehr freundlich zu ihr. Sie sei beruhigt, ohne Groll oder Wehmut, wieder nach Hause gefahren.

»Diese Leute können ja nichts für das, was mir vor sechzig Jahren passiert ist. Ich habe überlebt, bin gesund geblieben und hatte doch noch Glück. Ich habe überhaupt nicht zu klagen. Ich konnte meinen Weg so gehen, wie ich ihn wollte, und so sehe ich alles als ein Wunder an. Ein Geschenk, nicht wahr?!«

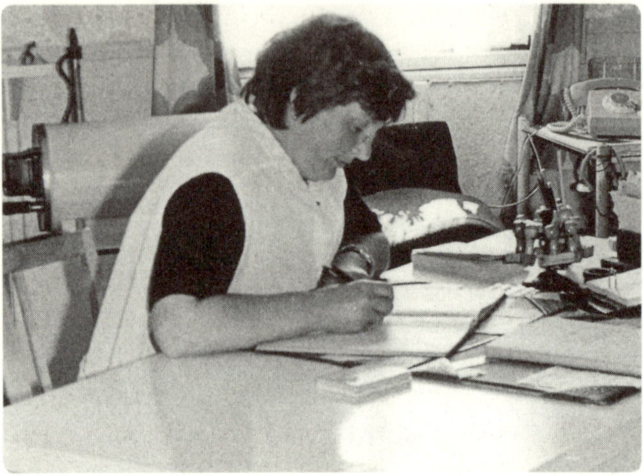

Die »Kreuz-rote Schwester«

Schwester Helga Reißmann aus Siegmundsburg (Thüringen)

Helga Reißmann kam völlig unverhofft zu ihrem Titel. Eine Patientin, die die Gemeindeschwester eines Tages schon von weitem fröhlich begrüßte, rief laut zu ihr herüber, so dass es jeder hören konnte: »Ach, da kommt sie ja, unsere Kreuz-rote-Schwester!« Sie hatte sich versprochen, eigentlich hatte sie »Rot-Kreuz-Schwester« sagen wollen. Der Name blieb jedoch bei den Leuten hängen, und so wurde Helga die »Kreuz-rote-Schwester«.

Neunzehn Jahre lang war Helga Reißmann Gemeindeschwester: in Limbach, Friedrichshöhe und Siegmundsburg, wo sie auch wohnte. In den umliegenden Dörfern kannte sie alle Familien, für die sie zuständig war, über mehrere Generationen hinweg. Sie duzte ihre Patienten, und das beruhte auf Gegenseitigkeit.

Es ist mehr als zwanzig Jahre her, dass sie in aller Frühe beherzt an die Türen der kleinen schiefergedeckten Häuser klopfte und laut »Guten Morgen!« rief. »Ich habe morgens meistens warme Frühstücksbrötchen zu meinen Patienten mitgenommen. Die kamen ja oft die Berge nicht mehr rauf und runter.« Der eine oder andere betagte Patient wartete dann bereits auf sie am gedeckten Küchentisch. Bevor Schwester Helga ihnen ein Brötchen mit Butter und Marmelade oder Wurst zurechtmachte, nahm sie erst einmal Blut ab – zur Kontrolle des Blutzuckers. Dann setzte sie sich zu ihnen und hörte sich die Sorgen ihrer Patienten an.

Helga Reißmann war gern Gemeindeschwester und wäre es bis zur Rente auch geblieben.

»Ich hatte viel Spaß an meiner Arbeit, auch wenn es manchmal schwer war, Tag und Nacht im Dienst und bei Wind und Wetter draußen zu sein.«

Solange Helga denken kann, gibt es bei ihr sonntags Thüringer Klöße. Im Winter wie im Sommer, immer in Variationen, und immer freut sich die ganze Familie darauf. Einmal in der Woche kommen ihre Söhne, der eine mit Familie, der andere solo, zu den Eltern. Dann wird der Wohnzimmertisch ausgezogen, das gute Tischtuch aufgelegt, es wird gegessen und erzählt, was jeder während der Woche erlebt hat. Die ehemalige Gemeindeschwester ist das Zentrum ihrer Familie, so wie das mehr als einhundert Jahre alte Haus der Zufluchtsort der Familie in Zeiten von Sorgen und Nöten ist, aber auch ein Hort von Glück und Freude.

»Das war schon immer so«, sagt Helga Reißmann zufrieden. Wenn die Achtundsechzigjährige erzählt, gurgelt das thüringische »R« in jedem Wort so kräftig, als wolle es im Turbo-Gang den Hiftenberg von Siegmundsburg über Limbach nach Steinheid herunterrollen.

Helga Reißmann zieht mit Schwung die Gardinen im Wohnzimmer zurück und öffnet das Fenster. Der Blick hilft ihr, sich an damals zu erinnern. »Da vorn liegt Steinheid. Dort war unser Landambulatorium, in dem ich erst als Krankenschwester gearbeitet habe und später als Gemeindeschwester angestellt war. Das Ambulatorium gibt es nicht mehr. Das frühere Staubsaugerwerk ›Eio.‹ auch nicht. Dort wurden Staubsauger und Glühkerzen für Autos hergestellt. Das Werk wurde noch vor der Wende erweitert und ausgebaut. Von den Arbeitern gehörten viele zu meinen Patienten. Sie haben nach der Wende alle Leute entlassen. Heute steht es leer.« Diese Logik können Helga und Erich Reißmann nicht verstehen – eigentlich keiner hier im Ort. Weil es keine Arbeit mehr gibt, sind viele Leute, besonders die jungen, weggezogen. Nicht wenige Häuser in Siegmundsburg stehen leer. Helga Reißmann weiß es ganz genau. Sie habe als Gemeindeschwester von Anfang an Aufzeichnungen gemacht, sie besaß ein Heft, in dem jedes Haus mit allen seinen Bewohnern penibel registriert wurde. Jede Veränderung in ihrem Einsatzgebiet habe sie notiert: Geburten, Todesfälle und Umzüge. »Aber wen interessiert das noch?«, fragt Schwester Helga.

Die angegriffenen Mauern ihres Hauses glitzern im Sonnenlicht dieses eiskalten Wintertages. Der Geruch von glimmendem Holz hat sich über den Ort gelegt, der ausgerechnet sonntags jäh aus seiner Schläfrigkeit gerissen wird. Eine Lawine von »Flachländern«, den Coburgern, schiebt sich an solchen Tagen am Haus der Reißmanns vorbei. Helga Reißmann schließt das Fenster und sagt beiläufig: »Merkwürdig, die Bayern entdecken jetzt den Osten. Sie lieben die unberührte Natur nahe am Rennsteig, und natürlich wissen sie auch, dass bei uns alles billiger zu haben ist als bei ihnen. Der Teller warme Suppe kostet gleich an der Loipe nur 2,50 Euro, die Thüringer Bratwurst 1,50 Euro.« Sie setzt sich und springt sogleich wieder auf, als habe sie etwas Wichtiges vergessen.

»Wollen Sie ein Stück Kuchen?«, fragt Helga, besorgt um das Wohl ihres Besuchs. Sie kommt mit einem Blech Hefekuchen ins Wohnzimmer, auf dem kunterbunte Streusel verteilt sind, die wie Liebesperlen aussehen. Später wird sie die Hälfte des Kuchens für ihren Gast einpacken. So hat sie es immer gemacht, sobald sie jemanden ins Herz geschlossen hat. Die bescheidene Habe teilen, das sei sie von Kindheit an gewohnt.

Helga war Einzelkind, wuchs aber mit der ganzen Familie in einem großen Haushalt auf. Zur Familie gehörten die Oma, zwei Geschwister des Vaters, zwei Cousins und Helgas Eltern. Jede Kleinfamilie hatte eine eigene Wohnküche, Helgas Familie teilte sich zusammen mit der Oma ein Schlafzimmer. Das war alles. Schon als Schülerin kümmerte sich Helga um ihre Mitschüler, wenn sie verletzt waren. »Wenn es jemandem in der Klasse schlecht ging, er sich zum Beispiel übergeben musste oder Nasenbluten hatte, war ich als Schülerin immer dafür zuständig, ihn zum Arzt zu bringen.« An ihre Schulzeit hat sie nur gute Erinnerungen.

»Wir waren siebzehn Schüler in der Grundschule von Steinheid. Noch heute treffen wir uns zweimal im Jahr. Jeder kennt jeden. Natürlich haben wir auch den Lehrern Streiche gespielt, da waren wir nicht anders als die Kinder heute. Im Winter wurde schon mal die Schule geschwänzt, einer stand Schmiere, die anderen sind alle aus dem Fenster abgehauen, und der Lehrer stand dann allein im leeren Klassenraum.«

Helgas Familie arbeitete daheim für einen Christbaumschmuckverleger. Jedes Mitglied musste bestimmte Aufgaben für die Herstellung der Weihnachtsbaumkugeln übernehmen. In der Küche stand ein Blasebalg mit offener Flamme, den das Mädchen nach der Schule zu bedienen hatte. Wenn die bunten Kugeln geblasen, versilbert und bemalt waren, musste sie die Ösen aufstecken, mit denen man den Schmuck am Baum befestigen kann. Einmal in der Woche wurde der fertige Weihnachtsschmuck der Familie in einen Huckelkorb gepackt, den Helga auf den Rücken nahm und beim Verleger ablieferte. Mit dem Korb habe sie wie ein Osterhase ausgesehen, der die Berge rauf und runter lief. Diese Kiepe benutzte sie Jahre später auch noch als Gemeindeschwester.

In Lauscha gab es eine Haushalts- und Hilfsschwesternschule. Aus der ganzen Umgebung kamen rund zwanzig Mädchen zusammen und lernten dort Hilfsschwester. Diese Lehre war noch mit einem großen Anteil an Hauswirtschaft verbunden. Erst im letzten halben Jahr der Berufsausbildung lernte und arbeitete Helga im Krankenhaus von Gräfenthal. Danach – im Februar 1959 – hatte sie zwei Möglichkeiten: im Gräfenthal zu arbeiten oder eine Fachschule für Krankenpflege in Meiningen zu besuchen. Sie stellte sich mit ihrer Freundin in der Schule vor und wurde abgelehnt: »Klar, wir waren Thüringer, rollten mit dem R und sprachen anders als die Meininger, obwohl die ja auch Thüringer sind. Doch die Aufnahmekommission sagte einfach: ›Lernt erst mal richtiges Deutsch!‹ Das hieß, wir sind abgelehnt worden.« Helga war enttäuscht und kehrte nach Gräfenthal zurück. Zwei Wochen später riefen die Meininger wieder an, weil die Fachschule in Merseburg noch freie Studienplätze hatte und dort offenbar niemand Wert auf Hochdeutsch legte. So begann sie am 1. März 1959 ihr Fachschulstudium in Merseburg, Bezirk Halle.

»Ich hatte noch nie etwas von Merseburg gehört. Dann fanden wir heraus, dass es eine richtige Stadt war, wir konnten dort bummeln gehen! Ich kam ja vom Dorf. Allein schon so weit mit dem Zug zu fahren, fanden wir aufregend. Das war eine herrliche Zeit. Mein Blick erweiterte sich, meine Welt hörte nicht mehr in Steinheid auf. Ich war ganz auf mich allein gestellt, war nicht länger Kind. Alles musste ich nun selbst regeln, mir Fahrkarten kaufen, den Zug heraussuchen, den Koffer packen. Ich war zum ersten Mal weit weg von zu Hause in einem Privatzimmer untergebracht, das die Schule organisiert hatte. Die Miete dafür kostete zehn oder zwölf Mark.«

Die praktische Krankenpflege fiel ihr leichter als Marxismus-Leninismus; in dem Fach hatte sie eine Vier. »Das hat mich nicht so interessiert. Das ging links an mir vorbei. Wenn ich in diesem Fach Arbeiten schreiben musste, half mir meine Freundin. Der fiel das Theoretische leichter. Russisch hatte ich auch. Das wurde aber nicht so streng bewertet.«

Als Helga das erste Mal einen Patienten mit einer offenen Wunde sah, kippte sie im Hörsaal der Fachschule vor allen anderen Kommilitonen um. Das passierte ihr aber nur dieses eine Mal.

Schon als Schwesternschülerin erlebte sie kuriose Dinge. Einmal wurde sie zur Nachtwache bei einem männlichen Patienten eingeteilt, dessen Diagnose unklar war. Er spuckte Blut, doch trotz gründlicher Diagnose konnten keine Verletzungen oder Infektionen festgestellt werden. Helga beobachtete ihn durch eine Glasscheibe.

Sie stellte fest, dass der Patient, wenn er sich unbeobachtet fühlte, im Mund Blut ansaugte und es auf Kommando ausspucken konnte. Helga war einem Simulanten auf die Schliche gekommen. Es sollte nicht der einzige in ihrem Leben bleiben.

Am Ende ihrer Ausbildung stand Helga vor der Wahl, sich entweder auf Säuglingspflege, Chirurgie oder große Krankenpflege zu spezialisieren. Ganz freiwillig war die Entscheidung der angehenden Schwester allerdings dann doch nicht, als sie sich für die große Krankenpflege entschied: Druck hatte auch der Leiter des Landambulatoriums in Steinheid gemacht, der Helga und ihre Freundin unbedingt als ausgebildete Schwestern zurückerwartete. Dort wurden sie gebraucht. Das Armeelazarett in Leipzig suchte allerdings ebenso dringend Personal und bezahlte deutlich besser. Nach reiflicher Überlegung entschied sie sich doch für Steinheid. »Wer hier in Thüringen geboren ist, der will nicht weg. Ich brauche die Berge und den Wald.«

1961 hatte das Landambulatorium neben der Sprechstunde für Allgemeinmedizin eine Zahnarztstation, eine Physiotherapie, eine Entbindungsstation und eine chirurgische Abteilung mit zwanzig Betten, in der kleinere Eingriffe stationär durchgeführt wurden. Auf der Bettenstation der Allgemeinmedizin fing Helga nach ihrer Ausbildung als Krankenschwester an. »Damals waren in Thüringen zahlreiche ›Schwarze Hebammen‹ unterwegs, die illegale Abtreibungen vornahmen. Vor Scham kamen die Frauen oft erst in letzter Minute zu uns ins Ambulatorium. Es war unglaublich, was Pfuscher diesen Frauen in ihrer Not alles antaten. Offiziell gab es erst ab 1972 die legalen Schwangerschaftsabbrüche. Da wir zu wenig Anästhesisten hatten, haben wir Schwestern oft die Narkose übernehmen müssen. Keine Sorge, alle Frauen haben die Narkose überlebt.«

Bis 1967 arbeitete Helga im Ambulatorium in drei Schichten. Sie bekam dafür 350 DDR-Mark, netto blieben 300 Mark im Portemonnaie. Da sie wieder zu Hause bei ihren Eltern lebte, konnte sie davon sogar noch Geld für ihre Aussteuer anlegen: Bettwäsche, Handtücher und Geschirr waren Kostbarkeiten, die sie in der großen Truhe in ihrem Mädchenzimmer aufbewahrte. Bald schon sollten sie zum Einsatz kommen.

An den freien Wochenenden ging Helga gern nach Limbach tanzen. »Das war toll, wie ein Sternentreffen: Die jungen Leute kamen aus allen Richtungen des Thüringer Waldes. Dort war immer richtig was los, und da habe ich auch Erich kennengelernt.« Zwei Jahre »gingen« sie miteinander, ehe sie am 8. März 1966 heirateten. Das Datum wurde jedoch nicht wegen des Frauentages gewählt, sondern weil ihre Eltern am gleichen Tag Silberhochzeit feierten. »Das war dann ein Aufwasch. Na ja, und es gab ja noch einen Grund: Ich war zu diesem Zeitpunkt schon schwanger«, rückt Helga mit der Wahrheit heraus. »Deswegen wollten wir schnell heiraten – eine ledige Mutter, klar, darüber wird im Dorf gesprochen. Wenn das Kind dann da war, war der Tratsch zwar meist auch vorbei, aber besser war es für uns schon mit Trauschein.«

Erich war Kraftfahrer und schon damals bei der Feuerwehr. Seine Kollegen fuhren am Polterabend mit einem großen LKW vor, der eine Menge Gerümpel geladen hatte. Das junge Paar hatte viel Mühe, die Jungs davon abzuhalten, das gesamte Polter-Geschirr abzuladen.

Am Wohnzimmerschrank klebt ein altes Schwarz-Weiß-Foto. Es scheint aus dieser Zeit zu stammen: Helga in Minirock und Uniformjacke als Mitglied des ersten Frauenlöschzuges in Thüringen, vielleicht sogar der DDR. Die Feuerwehr verband Erich und Helga auch in ihrer Freizeit. Was mag sie noch heute, nach dreiundvierzig Jahren Ehe, an ihm? Sie zögert, spricht nicht gern von ihren Gefühlen. Es vergeht einige Zeit, bis sie sagt: »Das Füreinander-Dasein; wir konnten reden, unsere Verbundenheit eben. Eine Liebeserklärung, so richtig mit Kniefall, habe ich nie bekommen. Aber wir haben uns jedes Mal aufeinander gefreut und uns kleine Geschenke gemacht.«

Im Oktober 1966 kam Sohn Uwe auf die Welt. Nach sechs Wochen ging sie wieder arbeiten. Ein Jahr später folgte fast auf den Tag genau Sohn Bernd. Noch vierzehn Tage vor seiner Geburt war Helga mit ihrer eigenen Schwalbe unterwegs.

Zwei kleine Kinder und Vollzeit arbeiten, das war selbst ihr etwas zu viel. Sie beschloss, kürzer zu treten. Doch eine Halbtagsbeschäftigung war damals im Ambulatorium nicht möglich. Deshalb unterbrach sie ihre Berufstätigkeit, ohne jedoch den Kontakt zu ihren Kolleginnen aufzugeben. Sie arbeitete mal hier, mal da, gerade dort, wo sie gebraucht wurde. Meist als Reinigungsfrau in der Gaststätte »Rosenbaum«.

Genau zu dieser Zeit – Ende der sechziger, Anfang der siebziger Jahre – sollte das ambulante Gesundheitswesen auch in den entlegensten Gemeinden der DDR spürbar verbessert werden. Der ärztliche Direktor des Landambulatoriums von Steinheid suchte seit langem eine Gemeindeschwester. Doch es fand sich keine Schwester, die dazu bereit war. So wurde die Planstelle erst einmal wieder gestrichen.

Doch manchmal fallen politische Ereignisse und persönliches Glück zusammen. Helga Reißmann hat genau das erlebt. Am 19. Mai 1974 fanden in der DDR Wahlen auf Kreis- und Gemeindeebene statt. Die engagierte Bürgermeisterin von Siegmundsburg nutzte dieses Ereignis, um Tatsachen zu schaffen. Sie setzte eine Halbtagsstelle für eine Gemeindeschwester beim Rat des Kreises und im Gemeinderat durch, weil sie wusste, dass die Gelegenheit günstig war, und vor allem weil Helga sich darum bewarb. Zum Einzugsgebiet sollten Siegmundsburg, Steinheid, Neumannsgrund, Limbach und Friedrichshöhe gehören.

Im Gebäude der Gemeindeverwaltung wurden ein Wartezimmer und ein Sprechzimmer, in dem auch die Mütterberatung untergebracht war, eingerichtet. Damit ließ sich viel bewirken. Für den Gemeinderat bedeutete es Prestige: Siegmundsburg konnte beweisen, dass es gesundheitspolitisch nicht hinter den Bergen lag. Schließlich sollte jeder Ort eine Gemeindeschwester bekommen.

Helga erhielt die neu geschaffene Stelle. Durch ihre Arbeit im Ambulatorium war die frischgekürte Gemeindeschwester bei den Leuten in der Gegend schon lange beliebt.

Es gab keine Stellenbeschreibung, keine Vorschriften, wie und wann sie ihre Aufgaben zu erledigen hatte, Helga konnte sich ihre Arbeit gestalten, wie sie wollte. Alle vierzehn Tage kam ein Arzt aus Steinheid, Sachsenbrunn oder Neuhaus in die Gemeindeschwesternstationen nach Siegmundsburg oder Friedrichshöhe und hielt Sprechstunden gemeinsam mit Helga Reißmann ab. Lange

Wege ins drei Kilometer entfernte Landambulatorium entfielen nun für die Patienten. Der Arzt entschied vor Ort, welche Maßnahmen der Fürsorge, der Nachsorge oder Physiotherapie notwendig waren oder welche Medikamente verabreicht werden sollten. »Einmal im Monat«, erzählt Schwester Helga, »kam eine Kinderärztin von Neuhaus zu uns und hat alle Kinder bis zu drei Jahren untersucht. Da fiel niemand durchs Fürsorge-Netz. Wir haben sie bis zur Schuluntersuchung im Kindergarten begleitet und aufgepasst, dass alle geimpft wurden. Wenn sich herausstellte, dass ein Kind zum Beispiel Fehlbildungen der Füße hatte, haben wir es mit den Eltern zum Orthopäden geschickt. Den Termin habe ich meistens selbst mit dem Facharzt vereinbart.«

Dass sie in den ersten drei Jahren noch kein eigenes Telefon hatte, sieht sie im Nachhinein nicht nur als Nachteil. So ging sie direkt zu den Leuten hin, sah selbst vor Ort, wo und wie medizinische Versorgung oder Beratung vonnöten war. Sie kontrollierte, ob Medikamente eingenommen oder abgesetzt werden mussten, wenn sie nicht wirkten. Sie kochte Essen für alleinstehende Patienten, und sie machte dort, wo es nötig war – auch sauber.

Wenn es sein musste, schaffte sie sich selbst neue Tätigkeitsfelder. So arbeiteten in Siegmundsburg viele Frauen in der Christbaumschmuck-Herstellung. Helga kam auf die Idee, dort im Betrieb regelmäßig Blutdruck zu messen. Gedacht, getan, sie brauchte dazu keinen Auftrag. Die Frauen erhielten so regelmäßige medizinische Betreuung und bekamen obendrein einen Service gleich mit dazu: Gemeindeschwester Helga sorgte stets für Medikamente.

Sie befragte die Frauen, was sie brauchten, notierte die notwendigen Arzneien. Dann fuhr sie auf dem Moped und mit dem Huckelkorb aus alten Zeiten auf dem Rücken zum Arzt ins Ambulatorium nach Steinheid. Er unterschrieb die Rezepte, und Helga fuhr damit zur Apotheke. Auf dem Rückweg brachte sie die Medikamente zu den Frauen nach Siegmundsburg. Bei schlechtem Wetter und besonders im Winter benutzte Schwester Helga den Bus nach Steinheid. Der fuhr täglich um 10.30 Uhr. Eine Stunde später ging es zurück nach Siegmundsburg. Der Huckelkorb war immer dabei, voll beladen mit Medikamenten, Verbandsstoff oder Lebensmitteln.

»So bekamen auch meine alten Leutchen, die nicht mehr laufen konnten, ihre Tabletten, Salben oder Verbandsmaterial. Manchmal gab es einen Strauß Blumen aus dem eigenen Garten als Dankeschön.«

Es ärgert Schwester Helga, wenn heute erzählt wird, dass »wir in der DDR verschwenderisch mit den Medikamenten umgegangen seien, weil alles kostenlos zu haben war. Da kann ich nur lachen. Auch in der DDR wurde abgerechnet. Wir mussten damals unsere Arbeit auch ordentlich machen. Da manches Mangelware war, habe ich mich bemüht, sparsam mit allem umzugehen. Vieles war damals schwieriger zu beschaffen. Ich habe zum Beispiel die Kompressen aus Mull selber geschnitten und Tupfer auch selber gedreht. Die kamen in einen speziellen Behälter, und den schaffte ich zur Dampfsterilisation ins Landambulatorium. Meine Scheren, Pinzetten, Spritzen und Kanülen wurden in meinem eigenen Sterilisator in der Gemeindeschwesternstation desinfiziert. Wenn der mal ausfiel, o weh, dann musste das Zeug auch nach Steinheid.«

Manchmal griff Helga aber auch gleich auf alte, aber bewährte Hausmittel zurück.

»Dann habe ich einem Patienten mit starken Halsschmerzen oder Husten einen Kartoffelumschlag gemacht: Pellkartoffeln zerdrückt in einem Leinentuch auf Hals oder Brust gelegt, wirkt meistens über Nacht und hilft besser als jede Medizin.«

Helga, die kleine runde Frau mit den dunkelblonden Locken, bringt die Eigenschaften mit, die man für diesen Beruf braucht: Idealismus und Selbstbewusstsein. Gleichzeitig lässt sie sich nicht vereinnahmen. Schmunzelnd erzählt sie: »Ich war beim Roten Kreuz, in der Gewerkschaft und, wie schon gesagt, in der Feuerwehr, aber nicht in der Partei. Einmal waren wir Schwestern für den ›Aktivisten‹, eine gängige Auszeichnung für gute Leistungen bei der Planerfüllung im sozialistischen Wettbewerb, vorgeschlagen. Wir bewarben uns gleichzeitig auch als ›Kollektiv der sozialistischen Arbeit‹. An und für sich war das ja eine gute Sache. Aber was sollten wir Schwestern als besondere Leistungen hervorheben? Neunundneunzig Enten, das sind Urin-Flaschen, ausgeleert oder soundso viele Bratpfannen, also Toilettenschüsseln, gespült? Nur damit jemand uns als sozialistisches Kollektiv in einer Statistik führen konnte? Das war mir zu blöd. Wenn damit Schindluder getrieben wurde, habe ich mich dagegen gewehrt.«

Natürlich konnte sie die dreihundert Mark, die es für Aktivisten gab, gut gebrauchen, etwa für den jährlichen Urlaub mit Erich und den Kindern. Aber irgendetwas zu erfinden, was der Kreisarzt oder sonst wer gut abrechnen konnte, das ging ihr gegen den Strich. Helga brauchte keine Medaille, die ein Beleg dafür sein sollte, dass sie sehr gut für ihre Patienten sorgte. Sie war immer einsatzbereit. Es genügte ihr, dass die Patienten ihr vertrauten, auch in den schwersten Stunden.

Als Gemeindeschwester musste man damit umgehen können, dass Menschen sterben. Es kam vor, dass Helga es vermied, den Patienten den Ernst der Lage mitzuteilen. Oft kam sogar Erich, ihr Mann, mit und munterte die Patienten auf, während Helga Morphium spritzte. »Erich hat mir geholfen, mich selbst nicht zu verlieren. Man muss es auf der Straße lassen können, wenn Patienten oder Freunde sterben«, sagt Helga.

Eine dieser Patientengeschichten konnte Helga nicht auf der Dorfstraße »liegen« lassen, weil sich in ihr Berufs- und Privatleben auf tragische Weise überschnitten. Es war das Schicksal ihrer Freundin und Kollegin, einer Krankenschwester aus Limbach. Die Freundin und deren Mann erkrankten zur gleichen Zeit unheilbar an Krebs. Beide wollten nicht, dass der jeweils andere Ehepartner von der Krankheit erfuhr. Nur Helga war eingeweiht und hielt sich an ihr Versprechen, die Partner zu schonen. Das Geheimnis im Alltag zu bewahren, kostete sie mehr Kraft, als sie vermutet hatte. Selbst Kleinigkeiten mussten wohl durchdacht sein. So bekamen Schwerkranke zu DDR-Zeiten monatlich eine Sondervergütung von zehn Mark, um sich zum Beispiel zusätzliches Obst kaufen zu können. Bei der Geldübergabe musste Helga stets auf der Hut sein, sich immer wieder neue Ausreden zurechtlegen. Als sie diese Geschichte erzählt, laufen ihr auch heute noch die Tränen über das Gesicht.

Normalerweise war sie es, die den Hinterbliebenen

dabei half, zurück ins Leben zu finden. Nachts, wenn die bleierne, lähmende Stille in ein trauerndes Haus eingezogen war, räumte Helga das Zimmer, in dem jemand verstorben war, so um, dass das Leben wieder einziehen konnte. Sie zog das Bett ab, stellte frische Blumen auf den Tisch, legte eine neue Tischdecke auf.

Sie erzählt von einem Ritual, das dazu dienen sollte, der betroffenen Familie die Angst vor dem Tod zu nehmen. Es sei Aberglaube, aber es funktioniere, stellt Helga Reißmann voran.

»In dem Moment, in dem man geboren wird, beginnt das Sterben. Das weiß jeder, aber keiner will es wissen. Um den Angehörigen meiner Patienten die Ängste zu nehmen, sollten sie nach Eintritt des Todes die Füße des Verstorbenen berühren und ihm dabei ins Gesicht schauen. Ich kann nicht erklären, was dabei passiert. Ich habe das Ritual von einer alten Frau überliefert bekommen und es weitergegeben. Viele Angehörige von verstorbenen Patienten haben mir gesagt, dass sie danach wesentlich ruhiger geworden sind. Die Angst war ihnen genommen.«

Doch selbst zum Tod fällt der Schwester noch eine komische Anekdote ein. Einmal, im kalten Winter 1987, wartete sie gemeinsam mit der Ehefrau eines Verstorbenen auf den Bestatter. Dieser kam allein mit dem Auto vorgefahren. Sein Kollege war eingeschneit. Zum Glück war Helgas Mann Erich mit im Haus. Da der Verstorbene mehr als zwei Zentner wog und ziemlich groß war, musste Erich dem Bestatter helfen, die Leiche in den Sarg zu legen und zum Wagen zu tragen. Die beiden mühten sich nach Kräften. Als sie gleichzeitig den Sarg anhoben, knackte das Holz verdächtig. Der Bestatter erfasste die Situation sofort und rief Erich, der verwirrt innehielt, zu: »Lauf zu, lauf zu! Der rutscht uns raus!« Der Verblichene klemmte nur noch dank seiner breiten Schultern in der Holzkiste. Sein Allerwertester hatte – des Gewichtes wegen – den Boden bereits gesprengt und hing heraus.

Erich kommt ins Zimmer, als seine Frau die Geschichte vom eingeklemmten Dicken erzählt, und spielt mit ihr die Szene nach. Der ruhige Mann »an der Seite seiner Frau« ist stolz auf sie, das spürt man. Er fragt Helga: »Hast du erzählt, dass du noch im hohen Alter zwei Jahre studiert hast?« Das habe sie fast vergessen: Von 1987 bis 1988 drückte Helga Reißmann noch einmal die Schulbank. Als Älteste ihrer Klasse bestand sie das Examen zur Fach-Gemeindeschwester mit einer glatten Eins.

Ein Jahr später begann die allseits gewendete Zeit. Helga glaubte anfangs, dass sie einen krisenfesten Beruf erlernt habe, der auch unter den neuen Bedingungen gebraucht würde. Ihr kam es gar nicht in den Sinn, dass sie gekündigt werden könnte. Aber mit dem Immer und Ewig hatten sich schon ganz andere Leute gründlich geirrt.

»Entlassungen bei uns, das gibt es nicht, dachte ich, weil der Bedarf ja da war.« Doch im September 1990 bekam sie die Kündigung zum Jahresende. Für sie war es der Untergang des schönsten Berufes, den sie sich je vorstellen konnte.

Kurz bevor es so weit war, kümmerte sich eine couragierte Schneiderin um das Schicksal aller Gemeindeschwestern rund um Steinheid. Sie setzte sich ein für die Anstellung der Frauen durch die Arbeiterwohlfahrt. Am 2. Januar 1991 fing Helga dort als Schwester auf der Sozialstation an.

»Wir brauchten nun für jeden Patienten einen Antrag, alles musste bewilligt und in Minuten abgerechnet werden. Wie lange gewaschen, wie lange gespritzt wurde, wie oft die Verbände gewechselt wurden. Wenn wir mehr Zeit dafür brauchten und diese auch abrechnen wollten, wurde unserem Arbeitgeber, der Sozialstation, das Geld einfach gekürzt. Meine Freude an der Arbeit schwand. Alles ging nach Schema F.« Das konnte nicht gut gehen.

1993 wurde das Landambulatorium abgerissen und als Mutter-Kind-Kurheim neu errichtet. Helga Reißmann fing dort als Nachtschwester im Schichtdienst an: acht Tage Nachtdienst – acht Tage frei. Damals war sie zweiundfünfzig Jahre alt. Sie hielt durch, wenngleich diese Arbeit weder ihrer Qualifi kation noch ihren Vorstellungen entsprach.

Als das Kurheim zusätzlich ein öffentliches Badehaus bekam, wechselte sie noch einmal. Sie wurde »Mädchen für alles«: Sie putzte die Umkleidekabinen, kassierte Eintritt und verkaufte Snacks. »Diese Arbeit hatte nichts mehr mit meinem eigentlichen Beruf und auch nichts mehr mit mir zu tun. So wollte ich einfach nicht weiterarbeiten.«

Ab 1998 meldete sich Helga Reißmann arbeitslos. Sie blieb es bis zum Eintritt ins Rentenalter. Heute lebt sie von einer kleinen Rente. Erich hat etwas mehr. Nach Abzug aller Verbindlichkeiten bleibt ihnen beiden nicht viel zum Leben. Bescheiden, so wie sie es immer waren, genießen sie ihren Ruhestand. Sie gehen gemeinsam spazieren, obwohl Helga das Laufen schwerfällt.

Ein Zeckenbiss habe sie krank gemacht. Mehr erzählt sie darüber nicht.

Helga Reißmann schaut verstohlen auf die Uhr. Es ist Samstagnachmittag, und sie will die Sportsendung auf keinen Fall verpassen. Auf den erstaunten Blick hin sagt sie: »Biathlon und Fußball sind meine Leidenschaft. Nur Weltmeisterschaften und die Champions League interessieren mich. Erich schaut zwar auch zu, aber die Sport-Verrückte bin ich.« Helga Reißmann weiß, dass sie ein erfülltes Leben geführt hat. Nein, verbittert sei sie nicht, sie habe zwei Gesellschaftssysteme vergleichen können. Das Fazit ihres Berufslebens: »Das System heute ist ein schlechtes. Unser Gesundheitswesen mit den Gemeindeschwestern war fortschrittlicher.«

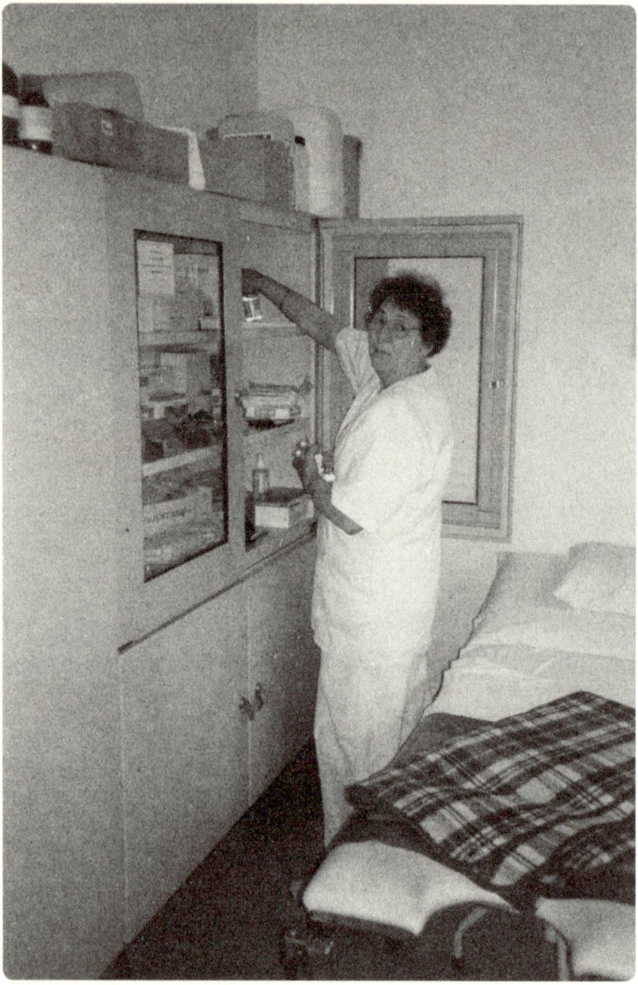

Der »Blaue Engel« von der Ostsee

Schwester Gerta Meyer aus Zingst (Mecklenburg-Vorpommern)

»Na dann Prost, auf uns alle, auf die Gesundheit!« Die Mitarbeiter der Staatlichen Arztpraxis des Ostseebades Zingst stoßen mit einem Glas Rotkäppchen-Sekt an. Sie sitzen gern zusammen, klönen über sich und den Praxisalltag. »Sprechstunden« nach Feierabend, die durchaus wörtlich zu nehmen sind – dazu braucht es nicht unbedingt einen Anlass. Die Ärztin Dr. Brigitte Wendt, die Gemeindeschwester Gerti, die Sprechstundenschwestern, die Physiotherapeutinnen, die Reinigungskräfte und der Hausmeister – sie verstehen sich gut und sind seit langem ein sozialistisches Kollektiv. Sie feiern gern Geburtstage, Feiertage, Urlaubslage und was sonst noch spontan anfällt. Jede bringt dann von zu Hause etwas »Selbstgemachtes« mit. Würstchen, Kartoffelsalat, belegte Brötchen mit Hackepeter. Manchmal bringen Patienten auch frischen Aal und eigenen Wein oder Schnaps in die Praxis. Hier kennt jeder jeden.

Kurz vor Weihnachten, am 11. Dezember, wird in der DDR der »Tag des Gesundheitswesens« begangen. Ein Ehrentag, an dem die Besten Auszeichnungen bekommen, ansonsten aber normal gearbeitet wird: Verliehen wird die Hufeland-Medaille, der »Aktivist« oder der Titel »Kollektiv der sozialistischen Arbeit«. Den bekommen viele, obwohl die Messlatte dafür hoch hängt. Es reicht nicht aus, jeden Tag die Arbeit ordentlich und über den Plan zu erfüllen, die sozialistische Lebensweise gehört auch dazu. So steht es auf dem Papier. Es gibt ehrliches Engagement. Aber Meisterleistungen im Erfinden herausragender Taten, die den Titel »SozKoll« – also sozialistisches Kollektiv – rechtfertigen, sind auch gang und gäbe. Das Geld, das mit dieser Auszeichnung verbunden ist, kann jeder Betrieb gut gebrauchen. Wie überall im Land werden mit den Prämien gemeinsame Ausflüge und Feiern finanziert. Wer wie die Mitarbeiter der staatlichen Arztpraxis in Zingst viel und hart arbeiten muss, soll auch belohnt werden.

Während der Arbeitszeit gibt es klare Hierarchien und Verantwortlichkeiten. Dr. Brigitte Wendt, »die Chefin«, wie sie intern genannt wird, hat das Sagen. Sie ist eine Vorgesetzte, die die Umsicht und Hilfsbereitschaft ihrer Mitarbeiterinnen schätzt.

Wenn sie zusammen ausgelassen feiern, sind sie alle Gleiche unter Gleichen. Nachdem die Last des Tages von ihnen abgefallen ist, erzählen sie sich die Schrullen und Absurditäten des Alltags. Manche Geschichten gehören zu den Klassikern jeder Feier. Hundertmal erzählt und doch sind sie jedes Mal wie neu. Es genügt ein Stichwort, und schon prusten alle los: »Wisst Ihr noch … der Mann auf dem Gyn-Stuhl?« Weiter kommt Dr. Wendt nicht. Sie muss so lachen, dass ihr die Stimme versagt. Gemeindeschwester Gerti, die die Geschichte kennt, springt ein.

»Also die Sache war so: Da kommt ein Urlauber in die Praxis, weil er Ohrenschmerzen hat. Otitis externa, Gehörgangentzündung. Der ist getaucht und dabei zu lange unter Wasser gewesen. Jedenfalls kann er nicht mehr recht hören, und Schmerzen hat er auch. Die Chefin schreibt noch etwas auf die Karteikarte des vorherigen Patienten und sagt zu dem Mann: ›Kommen Sie rein, nehmen sie schon mal Platz auf dem Stuhl‹. Mit einer Kopfbewegung deutet sie nach hinten. Im Sprechzimmer sind ja zwei Stühle, rechts hinten der für die Frauen und in der anderen Ecke einer mit Kopfstütze für HNO- und Augenerkrankungen. Und welchen Stuhl sucht sich der Mann aus … hm?« Schwester Gerti macht eine Pause: »Ja, genau den Gyn-Stuhl. Das glaubt man nicht.« Und schon müssen wieder alle lachen.

Solche Geschichten verbinden. Arbeit schweißt zusammen. Arbeit, bei der man sich wohlfühlt, noch mehr. Jede weiß, was die andere Kollegin leistet. Wenn eine von ihnen Sorgen hat, hilft man sich untereinander. Das Klima stimmt, auch wenn es manchmal Streit gibt, aber wo gibt es den nicht?

In der DDR stand die ambulante Betreuung der Bevölkerung auf breiten Füßen. Dazu zählten Polikliniken, Ambulatorien, staatliche Praxen und Gemeindeschwesternstationen. Zingst hatte eine typische Landarztpraxis, unweit vom Strand gelegen. Das nächste Krankenhaus war in Barth, fünfzehn Kilometer entfernt. Als Allgemeinmedizinerin betreute Dr. Wendt in akuten Fällen auch andere Fachgebiete wie Gynäkologie und HNO. Bevor die Patienten jedoch zu ihr in die Sprechstunde kamen, suchten sie in der Regel erst einmal die Gemeindeschwesternstation auf. Seit 1963 war Schwester Gerti der erste Anlaufpunkt für Sorgen aller Art, gesundheitliche, familiäre oder finanzielle.

Eigentlich sollte sie anfangs nur eine erkrankte Kollegin vertreten. Doch aus der Übergangslösung wurden siebenundzwanzig Jahre. So lange, von 1963 bis 1990, düste sie mit ihrem Moped als »Blauer Engel« durch das Ostseebad. Noch heute sagt niemand von den alten Zingstern »Frau Meyer« zu ihr. Sie ist und bleibt Schwester Gerti, enge Vertraute für ihre Chefin genauso wie für ihre Patienten. Solche Engel fallen nicht vom Himmel.

Es war ein hartes Stück Arbeit, sich den Weg in die Herzen der Zingster zu bahnen. Denn hier im Norden trägt niemand sein Herz auf der Zunge. Doch Gerti Meyer ist hier aufgewachsen und kennt ihre Lebensgewohnheiten. Manches erzählten die Einheimischen deswegen zuerst ihrer Gemeindeschwester, fragten sie um Rat, bevor sie sich mit »Frau Doktor »einließen«. Im Sommer – von Mai bis September – hatten die Leute keine Zeit, krank zu werden. Sie hoben sich ihre Wehwehchen für den Herbst und Winter auf. Wer von Zimmervermietung und Urlaubern lebt, darf in der Saison nicht ausfallen.

Für ihre Feriengäste rückten die Zingster auf engstem Raum zusammen, räumten Zimmer und Ställe frei, um Schlafplätze anbieten zu können. Was sie damit im Sommer verdienten, musste ein ganzes Jahr reichen.

In den Ferien verzehnfachte sich die Bevölkerung des Ostseebades. Zwei Wochen Ferien am Strand – heiß begehrt und heiß umkämpft. Wer einmal privat einen Vermieter außerhalb eines FDGB-Ferienheimes ergattert hatte, kam jedes Jahr wieder, ganz gleich, ob er im Hühnerstall, auf dem Heuboden oder im Zelt Quartier bezog. Eine Mark pro Bett und Tag kostete das Ferienglück im Betriebsferienlager für die Kinder.

Gemeindeschwester Gerti hatte bereits in den Wochen vor den großen Ferien alle Hände voll zu tun. Die hygienischen Bedingungen der Betriebsferienlager etwa in den Sundischen Wiesen mussten von ihr jedes Jahr aufs Neue überprüft werden. Die Sauberkeit der sanitären Einrichtungen, Toiletten und Waschräume, genauso wie die der Schlafräume und der Küchen. Gab es Mängel, kontrollierte sie, dass diese behoben waren, bevor die Kinder anreisten.

»Ich war streng und ließ nichts durchgehen. Das gehörte zu meinen Aufgaben als Gemeindeschwester.« Gerta Meyer ist heute einundsiebzig Jahre alt. Bedächtig rührt sie in ihrem Kaffee. Türkisch aufgebrüht, so wie früher, muss er noch heute sein. Sie lächelt und sagt mit ihrer warmen, tiefen Stimme: »Es war schön.« Das muss zunächst als Auskunft genügen. Wer sich wie sie so lange mit Menschen beschäftigt habe, sagt sie dann, der kenne sich mit ihnen aus. Sie wüsste, wem sie vertrauen könne, wer es ehrlich meine. Schnell wechselt sie das Thema, weil sie nicht gerne im Mittelpunkt steht. »Im Sommer sind meine drei Jungs auch immer gern ins Ferienlager gefahren, weit weg von zu Hause. Dort haben sie den ersten Kinofilm gesehen, die erste Nachtwanderung erlebt und sich vielleicht auch das erste Mal in ein Mädchen verguckt.«

Nie wäre es ihr in den Sinn gekommen, wegen ihrer Söhne ihre Arbeit aufzugeben und zu Hause zu bleiben. Das Geld, das ihr Mann, der als Politoffizier zur See fuhr, verdiente, hätte gleichwohl für alle gereicht. Krankenschwester zu sein war immer ihr Traum, nie hatte sie einen anderen Beruf gewollt. Und niemand verlangte von ihr, ihn aufzugeben, weil sie Mutter wurde.

Dabei hat Gerti ihre Jungs praktisch allein großgezogen. Zum Glück lebte ihre Mutter mit im Haus, Kinderkrippe und Kindergarten waren gleich um die Ecke. Gemeindeschwester, Ehefrau, Mutter: Wo ist das Problem? Es war normal. Ungewöhnlich ist eher die Tatsache, dass Gertis Mann nach vielen Jahren die Seefahrt an den Nagel hängte, nachdem sein zweiter Sohn ihn eines Tages »Onkel« genannt hatte.

Der Vater ist entsetzt. Am nächsten Tag kündigt er bei der Deutschen Seereederei und wird zunächst Treckerfahrer im Volkseigenen Gut in Zingst. Seine Entscheidung für die Familie bringt ihm eine Menge Ärger bei der Reederei ein, doch er zieht die Kündigung nicht zurück, opfert das bessere Gehalt und Privilegien wie zum Beispiel Reisen ins westliche Ausland, zu denen er einige Male auch seine Frau mitnehmen durfte.

»Wir waren immer sehr sparsam. Wir haben gelebt von dem, was ich verdiente und was wir in unserem eigenen Garten angebaut haben. Das Geld, das mein Mann nach Hause brachte, habe ich nicht angerührt, sondern sofort aufs Sparbuch gebracht. Wir wollten uns ein eigenes Auto kaufen. Und wir haben das auch geschafft.«

Gerti Meyer formt ihre Hände zu einer Halbkugel, schüttelt sie so, als könnte man das Kleingeld darin klimpern hören. Dann sagt sie: »Manchmal haben wir am Monatsende unser letztes Geld zusammengelegt und überlegt: ›Wollen wir heute mal ein Bier trinken gehen, oder brauchen wir Milch für die Kinder?‹ Wenn die Milch noch für den nächsten Morgen gereicht hat, sind wir ein Bier trinken gegangen. Wir haben uns sehr gut verstanden.«

Natürlich habe ihr Mann auch mal gemosert, wenn Gertis Beruf Überhand im Familienleben nahm. Gemeinsame Mahlzeiten, Veranstaltungen, Verwandtenbesuche – vieles stand hinten an, weil eine Gemeindeschwester rund um die Uhr verfügbar sein musste. Aber: »Mein Mann wusste, worauf er sich mit einer Krankenschwester einließ.« Schmunzelnd fügt sie hinzu, sie habe ihn sehr geliebt, so sehr, dass sie mit einundzwanzig Jahren erst einmal nicht zur Fachschwesternschule nach Stralsund gehen wollte. Sie vermasselte absichtlich die Aufnahmeprüfung, um sich nicht für längere Zeit von ihrem Verlobten trennen zu müssen.

Später holte sie trotz der drei Kinder in einem zweijährigen Abendstudium die Fachschule nach und erwarb danach auch noch das Diplom zur Gemeindeschwester. Dazu fuhr sie einmal im Monat nach Rostock zu Vorlesungen, büffelte im Selbststudium für die Fächer Krankheitslehre, Behandlungspflege, auch für Wöchnerinnen und Säuglinge, Hygiene, Pharmakologie, Psychologie, Pädagogik, Marxismus-Leninismus und Ethik. Nach dem Abschluss waren jährlich Weiterbildungsveranstaltungen für alle Gemeindeschwestern obligatorisch, denn sowohl die gute Ausbildung als auch die tägliche Praxis waren das Fundament für Entscheidungen, die die Gemeindeschwester in schwierigen Situationen auch selbständig treffen musste.

»Meine Chefin legte morgens zum Beispiel fest, dass ich Verbände wechseln oder Krebspatienten Spritzen verabreichen sollte, oder sie gab die Anweisung, bei problematischen Familien nachzusehen, ob alles in Ordnung war. Das habe ich dann auch getan. Ich konnte bei leichten Infektionskrankheiten oder aber bei Unfällen, bevor der

Arzt vor Ort eintraf, selbst entscheiden, was zu tun ist. Die Versorgung von Wunden lag in meiner Verantwortung. Danach berichtete ich aber immer Frau Doktor, was ich getan oder verabreicht hatte. Sie hatte viel Vertrauen zu mir, das muss ich schon sagen. Umgekehrt war es genauso. Wir haben gut zusammengepasst.«

Schwester Gerti machte die Arbeit Spaß, weil sie vielseitig war. Auf einen Dienstag im Monat freute sie sich immer besonders. Vor der Tür der Gemeindeschwesternstation reihten sich an diesem Tag die Kinderwagen. In der Mütterberatung wurden alle Babys aus Zingst und Umgebung untersucht. Die Kinder wurden gemessen, gewogen und gegen Kinderkrankheiten geimpft. Jedes Kind hatte einen Impfausweis und ab 1976 auch einen eigenen Sozialversicherungsausweis, in denen die Messdaten und Impfungen vermerkt wurden.

»Manchmal war das Geschrei groß, wenn wir mit der Spritze ankamen. Als die Babys alles überstanden hatten, die Tränen getrocknet waren, haben sie wieder gequietscht und gejauchzt, dass es eine Freude war.«

Erschien eine junge Mutter zweimal hintereinander nicht zur Sprechstunde der Mütterberatung, wurde sie von der Gemeindeschwester zu Hause besucht. Dazu war Schwester Gerti verpflichtet. Mit geschultem Blick sah sie junge Mütter, die sich unsicher fühlten, deren Kinder häufig wund waren oder zu schnell zunahmen. Sie kannte ihre Problemfamilien und plante sie extra bei ihren Hausbesuchen ein. Sie gab – ohne erhobenen Zeigefinger – Pflegehinweise und Tipps zur Ernährung der Kinder. Das war nicht so leicht, wie man sich heute vorstellen mag. Ab Mitte der sechziger Jahre gab es zwar Milasan-Babynahrung in Gläschen, aber sie stand nicht immer in den Regalen der Konsum- oder HO-Verkaufsstellen.

Schwester Gerti hebt die Hände und schüttelt den Kopf: »Meine Güte, was haben wir Schlange gestanden, stundenlang, eigentlich für alles, nicht nur für Babynahrung, für Fleisch, Wurst, Obst oder Getränke. Im Sommer war es besonders schlimm. Hier an der Ostsee mussten ja immer auch die Urlauber versorgt werden. Die hatten Zeit, aber wir haben gearbeitet. Wann sollte ich mich anstellen? Oft war mir das zu blöd. Dann bin ich wieder gegangen, und es kam das auf den Tisch, was ich noch im Hause hatte. Alles, was im Garten angebaut wurde, habe ich meistens nachts noch eingeweckt oder später eingefroren. Ich weiß nicht mehr, wie ich das geschafft habe, aber es ging irgendwie.«

Es kam auch vor, dass die Gemeindeschwester bei Hausbesuchen Lebensmittel von Zuhause mitnahm und alten pflegebedürftigen Menschen davon Essen kochte. Sie nahm sich Zeit, sprach mit ihnen oder hörte sich ihre Geschichten an. Ganz nebenbei kontrollierte sie die Medikamentenbestände oder sorgte für Nachschub bei chronisch Kranken. Für viele von ihnen war der Besuch von Schwester Gerti der Höhepunkt des Tages, auf den sie sich lange gefreut hatten. Einige Patienten überließen Schwester Gerti ihren Haustürschlüssel, andere legten ihn unter den Fußabtreter vor der Tür. Die Entscheidung, wie oft die Gemeindeschwester zu ihren Patienten fuhr, lag in ihrem eigenen Ermessen. Schwester Gerti entschied auch selbst, ab wann sie die Ärztin wieder hinzuziehen musste. Selten habe sie bei Hausbesuchen unangenehme Überraschungen erlebt.

»Wir – meine Kollegin und ich – gingen zu einem Patienten, klingelten an der Tür. Innen rief jemand ›Herein‹. Wir drückten die Klinke herunter und traten in den Hausflur. Der Patient stand oben an der Treppe, so als würde er uns schon erwarten. Er hatte etwas in der Hand. Es war zu dunkel, um erkennen zu können, was es war. Ehe wir überhaupt ein Wort miteinander reden konnten, bewarf er uns damit. Wir gingen in Deckung. Zum Glück flog das Geschoss an die Wand. Platsch. Es blieb daran kleben und roch unangenehm. Das Etwas hätte eigentlich in der Toilette entsorgt werden müssen. Zuerst waren wir mächtig erschrocken, doch dann mussten wir lachen.« Schwester Gerti hatte schon lange geahnt, dass irgendetwas mit dem alten Mann nicht stimmte. Es bedurfte nun keines weiteren Beweises mehr, dass der Patient psychisch krank war. Gemeindeschwestern mussten hart im Nehmen sein.

»Mich konnte so leicht nichts umhauen. Nicht einmal ein Alkoholiker, der sich mir in den Weg stellte, als ich mit meinem blauen Moped langsam die Hauptstraße entlangfuhr. Er sprang plötzlich auf die Straße und hielt den Lenker fest. Der war voll wie eine Natter und lallte: ›Du kommst hier nicht weiter, gib mir erst 'ne Mark!‹ Na, der war bei mir schief gewickelt. Wenn man eine große Klappe hat, dann kommt man auch mit Trinkern zurecht. Oh, wir hatten hier einige davon. Diejenigen, die von Vermietungen lebten, hatten im Winter kaum Arbeit. Sie schlugen sich die Zeit mit dem Suff tot. Deswegen liefen ihnen die Frauen davon. Nach der Scheidung wurden manche asozial. Sie konnten nicht mit Geld umgehen und kamen dann zu mir. ›Gerti, ich brauche Geld, kannst du mir was borgen?‹ Das kam für mich nicht in Frage. Aber verhungern lassen konnte man sie auch nicht. Also bin ich zur Gemeindeverwaltung gegangen und habe für sie um Geld aus dem Sozialfonds gebeten.«

Schwester Gerti war Mitglied der Sozialkommission vom Gemeinderat und wusste, dass in Ausnahmen Mittel zur Verfügung standen. Sie kümmerte sich meist mehr als notwendig. Einer dieser mittellosen, kranken Trinker wurde von Gerti ins Krankenhaus eingewiesen. Nachdem die Gemeindeschwester den Krankenwagen bestellt hatte, musste alles sehr schnell gehen. Als sie feststellte, dass der Patient weder einen Schlafanzug noch saubere Unterwäsche und Kleidung besaß, rannte sie nach Hause, besorgte alles Nötige aus dem Kleiderschrank ihres Mannes. Ganz selbstverständlich kleidete sie den Patienten ein. Der nahm dankend an und fragte ebenso selbstverständlich: »Hast du mal fünf Mark?« Nein, es war nicht alles schön an diesem Beruf. Aber so ist das Leben.

Zum Jahreswechsel zu 1979 wütete im Norden der DDR ein Schneesturm. Nur wenige alte Fischer hatten je so einen Orkan erlebt. Binnen weniger Stunden hat das Unwetter jeden Bahn- und Straßenverkehr lahmgelegt. Schwester Gerti feierte mit ihrem Mann Silvester bei Verwandten. Als habe sie eine Vorahnung gehabt, trank sie nur ein Glas Wein an diesem Abend. Kurz nach Mitternacht machte sie sich mit ihrem Mann auf den Weg nach Hause. Sie konnte die Straße kaum noch erkennen. Dann überschlugen sich die Ereignisse.

Das Telefon klingelt: ein Notfall. Gerti wird zu einer Entbindung gerufen. Eigentlich sind alle Schwangeren, die zur Jahreswende niederkommen sollten, noch rechtzeitig in die umliegenden Krankenhäuser von Barth oder Stralsund gebracht worden. Doch eine Frau musste übersehen worden sein – möglicherweise hatte sie sich auch geweigert.

Der Strom fällt aus. Schwester Gerti bleibt wenig Zeit zum Überlegen. In solchen Gefahrenmomenten ist sie die Ruhe selbst. Sie packt schnell Kerzen, Streichhölzer und eine Taschenlampe ein. Dann tritt sie vor die Tür. Tiefschwarze Nacht, die nur durch das graue Licht des Schnees erhellt wird. Der eiskalte Wind wirbelt den frischen Schnee immer wieder auf. Sie kann die Hand vor Augen nicht mehr sehen. Dr. Wendt hat einen russischen Jeep mit Allradantrieb vom Volkseigenen Gut für den Transport organisiert. Er bringt die beiden Frauen in das abgelegene Haus der Schwangeren.

Es dauert eine gefühlte Ewigkeit, ehe sie am Ziel ankommen. Das Haus ist nur durch Kerzenschein erleuchtet. Der angehende Vater erwartet sie bereits vor der Tür. Schnell ziehen sich Ärztin und Gemeindeschwester um. Sie entledigen sich auch ihrer Schuhe, wollen keinen Dreck ins Haus tragen. In Socken bereiten sie notdürftig alles für die Geburt vor. Für die Schwangere ist es nicht die erste Entbindung, doch unter diesen Umständen hat sie große Angst. Dr. Wendt arbeitet höchst angespannt. Der Boden unter ihren Füßen ist glatt. Und so kommt es, wie es kommen muss, sie rutscht auf ihren Socken aus und stößt gegen eine Schüssel mit heißem Wasser, die für das Neugeborene bereit steht. Zum Glück ist ihr nichts passiert. Schnell steht sie wieder auf den Beinen. Schwester Gerti und der Ehemann der Schwangeren leuchten mit Taschenlampen und Kerzen. Die Wehen setzen der Mutter zu.

Nach Stunden kommt das Baby zur Welt. Das Kind atmet und ist gesund. Die Ärztin muss bei Notbeleuchtung noch den gerissenen Damm nähen. Geschafft! – Es ist alles gut gegangen. Die Anspannung fällt von den Beteiligten ab.

Das Morgenlicht dämmert inzwischen durch die vereisten Fensterscheiben. Die Schwiegermutter hat den Frühstückstisch gedeckt. Eine erschöpfte, aber glückliche Gesellschaft hat sich die Stärkung wahrlich verdient. Kaum haben sich alle um den Tisch versammelt, klopft es plötzlich heftig an der Tür. Ein Gynäkologe, vom Krisenstab geschickt, ist mit einem Panzer im »Einsatzgebiet« vorgefahren. Zu spät: Er trinkt nur noch eine Tasse Kaffee und kehrt wieder um.

Nach jener Nacht hatte Schwester Gerti nicht einmal Zeit, das Geschehen zu verarbeiten. Sie wurde noch tagelang gemeinsam mit ihrer Chefin zu Einsätzen gerufen. Noch Wochen später, als der Schnee dieses extrem harten Winters endlich getaut war, fand man Tote an der Ostseeküste. Die Zeitungen berichten wenig über die Opfer. Aber sie ehren den heldenhaften Einsatz der Katastrophenhelfer.

Obwohl Schwester Gerti ihre Gefühle selten nach außen trägt, kann man den Stolz, der in ihren Worten leise mitschwingt, heraushören, während sie erzählt. Sie weiß, dass es viel war, was sie geleistet hat, aber das ist für sie normal. So – und nur so – könne man ihren Beruf ausüben, sagt sie. Je länger man sich auf sie einlässt, desto mehr mag man sie. Gerti öffnet sich behutsam, erzählt dann geradeheraus. Scheinbar Vergessenes kommt nach einer Weile wieder zum Vorschein.

Einen der schönste Anrufe, den sie je in ihrer Gemeindeschwesternstation erhalten habe, bekam sie an einem 23. Dezember. »Das Autohaus in Rostock hat mich damals angerufen: ›Sie können ihr Auto abholen.‹ Ich weiß nicht mehr, wie lange wir darauf gewartet hatten. Ich war außer mir vor Freude. Ich bin noch nie so schnell nach Hause gerannt. Schon im Hof habe ich gerufen: ›Wir kriegen ein Auto!‹ Mein Mann wollte es nicht glauben. Aber am nächsten Tag haben wir einen weißen Skoda bar bezahlt und sind damit nach Hause gefahren. Das war so schön, das kann man gar nicht beschreiben. Später sind wir mit unseren Kindern im September immer in den Urlaub gefahren, nach Polen, in die Tschechoslowakei, wir waren auch viel in der DDR unterwegs.«

Wenn es nach Gerti Meyer gegangen wäre, wäre ihre Gemeindestation bis zu ihrer Rente tagtäglich geöffnet gewesen. Sie wäre mit ihrer Chefin jedes Jahr zu Impfaktionen in Schulen und Kindergärten gefahren, hätte weiter Sonnenbrände und Schnittwunden der Urlauber versorgt, alte Menschen zu Hause gepflegt und jenen geholfen, denen das Leben aus dem Lot geraten war. Doch es kam anders: Sie versah ihren Dienst bis Ende 1990, da war sie einundfünfzig Jahre alt.

»Wir wussten, dass es so nicht weitergehen konnte in unserem Land. Wir wussten, dass sich etwas ändern musste. Aber wir konnten nichts mehr ändern«, sagt Schwester Gerti rückblickend über die Zeit der Wende. Ihr Mann stirbt plötzlich im November 1989. Sie kann sich kaum von diesem Schlag erholen. Im Jahr darauf wird ihre Gemeindeschwesternstation geschlossen. Sie bekommt ein neues Etikett und heißt jetzt Sozialstation.

Schwester Gerti versucht, sich mit dem neuen System und seinem Gesundheitswesen anzufreunden. Sie merkt immer mehr, dass ihr der Lebensinhalt abhanden kommt. Sie verliert Kompetenzen, weil den westdeutschen Gesetzen andere Vorschriften zugrunde liegen. Sie muss ihre berufliche Selbständigkeit opfern und verzweifelt an neuen Wertvorstellungen. Ihre Erfahrungen sind nicht mehr gefragt. Das Gesundheitswesen, in dem sie gearbeitet hat, sei nicht überlebensfähig gewesen, wird Gerti eingeredet. Dabei weiß sie, dass die kostenlose medizinische Versorgung, die es in der DDR für alle Bürger gab, anderen westeuropäischen Ländern in nichts nachstand.

Gerti fühlt Genugtuung, wenn sie heute in der Zeitung liest, dass es jetzt Lehrstühle gibt, die die Arbeit der Gemeindeschwestern erforschen. Also doch, denkt sie und kann nicht verstehen, warum ihre Arbeit erst abgewickelt und zerstört wurde und heute wiederbelebt werden soll.

Damals, Anfang der neunziger Jahre, geht ihr alles sehr nah und an die Ehre. Sie wird in die Arbeitslosigkeit entlassen. Doch es kommt noch härter für sie. Zur gleichen Zeit verstirbt ihre Schwiegertochter an einer doppelseitigen Lungenentzündung und hinterlässt drei Kinder. Das jüngste ist ein Jahr alt. Gerti muss ihrem Sohn, der zur See fährt, diese Nachricht am Telefon übermitteln. Er kehrt nach Hause zurück und nimmt das bezahlte Babyjahr in Anspruch – ein Überbleibsel der sozialpolitischen Maßnahmen der DDR, das 1990 noch Gültigkeit besaß. Als die zwölf Monate vorüber sind, muss er Geld für seine Familie verdienen. Er will wieder als Nautiker zur See fahren, doch als alleinerziehender Vater mit drei Kindern hat er keine Chance. Schließlich fragt er seine Mutter, ob sie sich um die Enkel kümmern würde.

»Ich habe spontan Nein gesagt und war erschrocken über mich selbst. Ich hatte Angst, dass ich das nicht mehr schaffen würde.« In jener Nacht kann sie nicht schlafen, grübelt und schämt sich, ihren Sohn im Stich zu lassen. Am nächsten Morgen sagt sie ihm zu.

So zog Gerti noch einmal drei Kinder auf – allein. Morgens, wenn sich die zwei Großen auf den Schulweg machten, packte sie die Jüngste in ihren Einkaufskorb am Fahrrad und brachte sie in die Kinderkrippe. Anschließend fuhr sie zur Arbeit. Ihre alte Chefin, die sich als Allgemeinmedizinerin in Zingst niedergelassen hatte, hatte Gerti als Sprechstundenschwester eingestellt. Sie gab ihr Arbeit und menschlichen Halt in der Praxis, die nun unter neuen gesellschaftlichen Bedingungen wirtschaften musste. Schwester Gerti brauchte nun nicht mehr Tischdecken zu zerschneiden, wenn sie keine Stecklaken zur Verfügung hatte. Verbandsmaterial, Einwegspritzen, Medikamente, Geräte, die die Pflege erleichterten – das alles gab es jetzt ganz unkompliziert, wenn man genug Geld hatte. Dennoch vermisste sie die Werte und Tugenden, die ihr wichtig sind. Zusammenhalt wurde durch Konkurrenzdenken ausgetauscht. Zum Glück nicht in der Praxis, aber außerhalb schon.

Gerti Meyer lernt erneut für ihren Beruf und zu Hause mit ihren Enkeln für die Schule. Die drei Kinder wachsen heran, schließen erfolgreich die zehnte Klasse und danach ihre Berufsausbildung ab. Auch ihre Söhne unterstützen sie, jeder auf seine Art.

Nach ihrem sechzigsten Geburtstag arbeitet Schwester Gerti noch wenige Tage bis zum Ende des Monats. Mit einem Blumenmeer und vielen Geschenken wird sie für ihre Lebensleistung geehrt und in den Ruhestand verabschiedet. »Ruhestand« ist ein scheußliches Wort für die Gemeindeschwester Gerti aus dem Ostseebad Zingst. Sie wohnt immer noch wie eh und je in der gleichen Straße, deren Name ein gutes Omen sein muss: »Kehr wieder«.

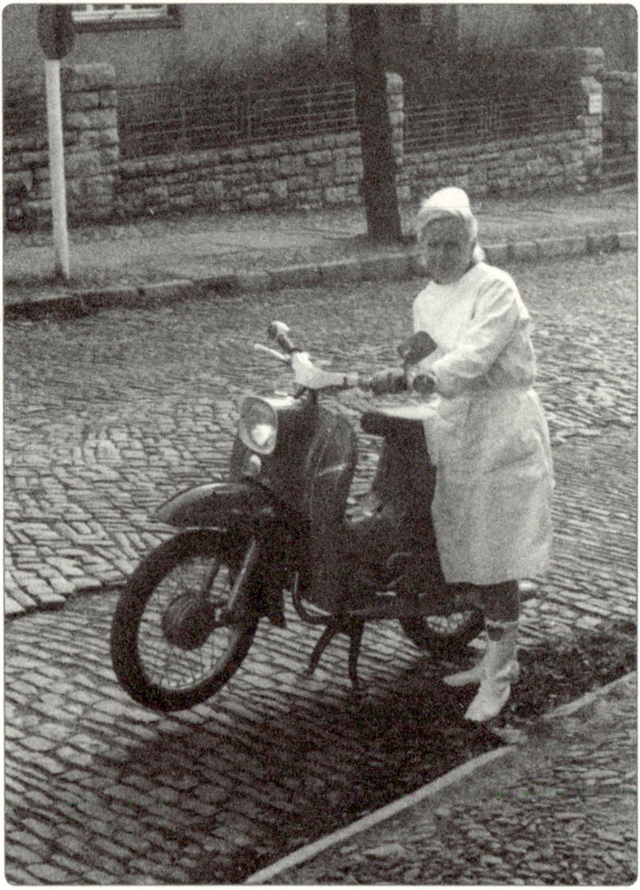

Danksagung

Im Entstehungsprozess dieses Buches gab es Höhen und Tiefen. Manchmal wurde das Schreiben unverhofft gebremst, manchmal trieb der Zufall mich mit neuem Schwung wieder an.

Im November 2008 starb Edith Fuhrmann aus Nordhausen in Thüringen. Sie war eine der Gemeindeschwestern, die mir im Interview über ihr Leben Auskunft gaben. Als wir uns das erste Mal trafen, war sie bereits erkrankt und doch voller Lebenslust. Um das Gespräch fortzuführen, blieb ihr keine Zeit mehr. Die Krankheit war stärker als Edith Fuhrmann. Dennoch hinterließ sie Spuren in diesem Buch. Ihr verdanke ich sowohl das Titelfoto als auch das nebenstehende Motiv. So hat auch sie in diesem Buch einen würdigen Platz gefunden.

In den vergangenen zwei Jahren ist mir großes Vertrauen von den porträtierten Schwestern entgegengebracht worden. Ich habe dies nie als selbstverständlich empfunden. Wenn es mir gelungen sein sollte, etwas davon zurückgeben, wäre ich sehr glücklich.

Ich danke meinen Freunden, Kollegen und nicht zuletzt meinem Mann für ihre Unterstützung.

Marion Heinrich

Bildnachweis:
Foto Seite 79 von Werner Neumann,
alle anderen stammen aus Privatarchiven.

ISBN 978-3-355-01771-8

Umschlaggestaltung: Buchgut, Berlin
Umschlagfoto: Helga Ehrhardt
Druck und Bindung: CPI Moravia Books GmbH

Ein Verlagsverzeichnis schicken wir Ihnen gern:
Neues Leben Verlagsgesellschaft mbH & Co. KG
Neue Grünstr. 18, 10179 Berlin
Tel. 01805/30 99 99
(0,14 €/Min., Mobil abweichend)

Die Bücher des Verlags Neues Leben erscheinen
in der Eulenspiegel Verlagsgruppe.

www.verlag-neues-leben.de